Höfler

Entspannungst

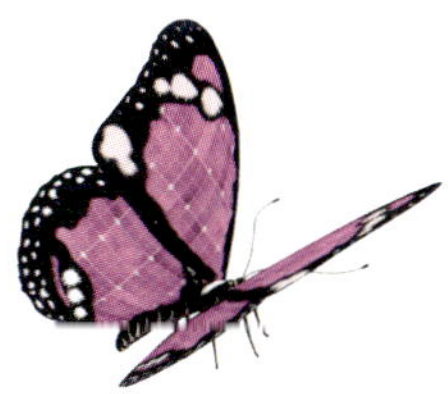

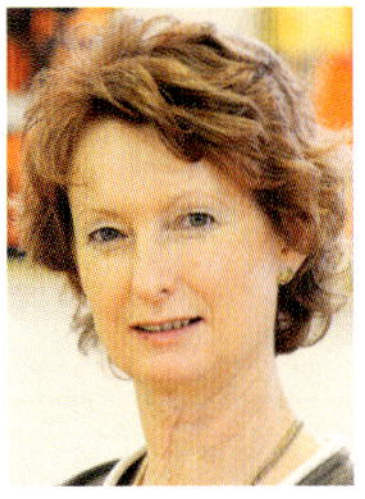

Heike Höfler ist staatlich geprüfte Sport- und Gymnastiklehrerin und arbeitete jahrelang u. a. in Kurkliniken, seit 2002 ist sie freiberuflich tätig. Ihre Kurse drehen sich um die Themen Rücken, Atem, Beckenboden und Entspannung. In ihren Seminaren rund um das Gesicht erkannte sie , dass viele Menschen unter Kieferproblemen und Verspannungen im Nacken-Schulter-Bereich leiden. Heike Höfler ist Autorin zahlreicher Praxisbücher zu Gymnastikthemen. Bekannt wurde sie durch TV- und Radiosendungen. Weitere Informationen finden Sie auf www.heike-hoefler.de

Heike Höfler

Entspannungstraining für Kiefer, Nacken, Schultern

10 Programme zum Loslassen und Wohlfühlen

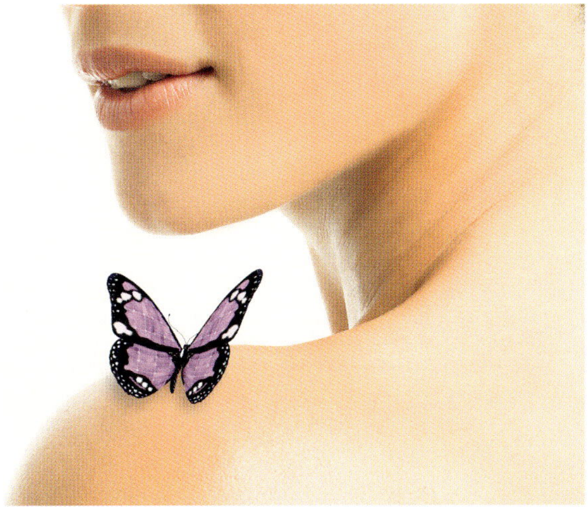

TRIAS

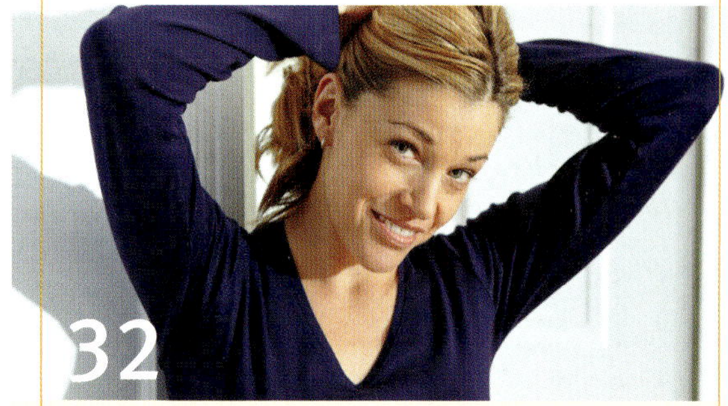

Wenn Muskeln schmerzen

Besonders die Nackenmuskeln, aber auch die Muskulatur um das Kiefergelenk reagieren auf Stress schnell mit Anspannung. Dann senden die Muskeln das Warnsignal „Schmerz“ an unser Gehirn.

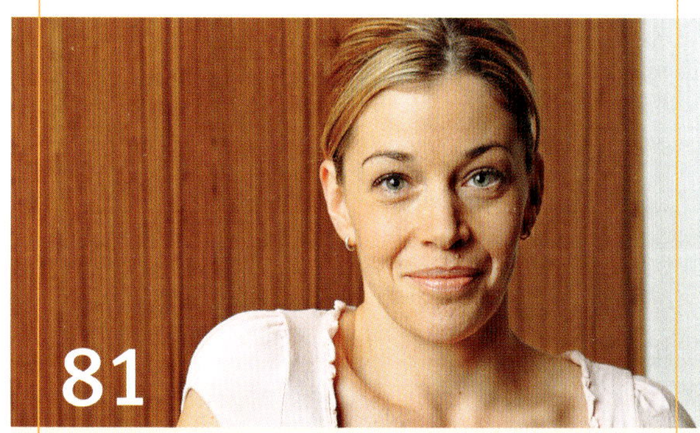

Rundum entspannt

Integrieren Sie die kurzen Entspannungsübungen in Ihren Alltag. Ob nach dem Aufstehen, in der Mittagspause, am Schreibtisch oder vor dem Schlafengehen – Gelegenheiten gibt es genug. Wer seinen Muskeln eine Extraportion Aufmerksamkeit schenken will, wählt das große Wohlfühlprogramm ab Seite 81.

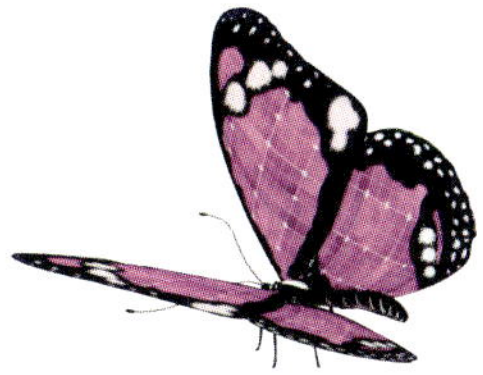

Nacken- und Kiefermuskeln sind Stressmuskeln

Wer kennt das nicht: Nach einem langen, arbeitsreichen Tag schmerzt der Nacken, die Schultern sind verspannt, und leichte Kopfschmerzen kündigen sich an. Eine Nackenmassage wäre jetzt gut. Unwillkürlich bewegen wir den Kopf hin und her und rollen die Schultern – und bei jeder Bewegung spüren wir, wie verhärtet die Muskeln sind.

Das ist kein Wunder, denn die Schulter- und Nackenmuskeln reagieren besonders schnell und stark auf Stress und Anspannung. Und was viele nicht wissen: Auch die Kiefermuskeln antworten mit Verspannungen auf zu viel Stress. Viele landläufige Sprichwörter sagen das aus: Jemand sitzt uns mit einer Forderung im Nacken, wir tragen eine Last auf den Schultern, müssen die Zähne zusammenbeißen oder uns durchbeißen. Stress verbinden wir in erster Linie mit zu viel Arbeit: Termindruck, Erfolgsdruck oder die Angst, den Job zu verlieren. Aber auch Ärger mit dem Partner, Sorge um die Kinder, Unzufriedenheit mit sich selbst, der eigenen Lebenssituation oder andere seelische Konflikte erzeugen Stress und Anspannung. Und das schlägt sich besonders häufig auf die Muskeln der Schulter-Nacken-Partie und des Kiefers nieder. Es kommt zu Schmerzen in diesem Bereich, auf lange Sicht können Migräne, Gesichtsschmerzen, Schwindel oder ein Tinnitus entstehen. Viele Menschen knirschen mit den Zähnen und pressen die Kiefer aufeinander, vor allem nachts – und häufig, ohne dass sie es überhaupt merken. Dann werden die Zähne nicht mehr nur zu ihrem eigentlichen Zweck, der Nahrungsaufnahme, gebraucht, sondern auch zur Stressbewältigung. Das schadet zum einen der Zahnsubstanz, kann aber zusätzlich auch zu schmerzhaften Funktionseinschränkungen im Kieferbereich führen.

INFO

Kiefer unter Spannung

Normalerweise haben die Zähne in den 24 Stunden eines Tages zusammengenommen gerade einmal 30 Minuten (!) direkten Kontakt miteinander – stellen Sie sich vor, unter welcher Spannung die Muskulatur steht, wenn Sie unbewusst allzu oft die Zähne zusammenbeißen oder nachts mit den Zähnen knirschen.

Aus Gewohnheit verspannt

Die Schulter-, Nacken- und Kaumuskeln verspannen übrigens nicht nur bei Stress, auch Fehlhaltungen, einseitige Belastung oder falsche Gewohnheiten können die Ursache sein. Viele Menschen in unserer Gesellschaft verbringen einen großen Teil des Tages sitzend am Schreibtisch. Wer viel lesen muss oder am Computer arbeitet, beugt sich dabei meist etwas vor. Darunter leidet die Halswirbelsäule mit ihren Gelenken und Muskeln Tag für Tag stundenlang. Meist spannen wir – besonders wenn wir ein Problem zu lösen haben und uns konzentrieren – zusätzlich die kleinen Gesichtsmuskeln an: Wir kneifen die Augen zusammen, runzeln die Stirn und pressen die Kiefer aufeinander.

Andere Menschen machen während ihrer Arbeit immer wieder dieselbe Armbewegung oder arbeiten in einer ungünstigen – unphysiologischen –

Haltung. Friseure, Kassiererinnen, Zahnärzte – die Liste der Berufe ist lang und zieht sich durch alle Bevölkerungsschichten.

Es gibt keine Muskelgruppe, die empfindlicher auf inneren oder äußeren Druck, auf Fehlbelastung und Bewegungsmangel reagiert als die Muskulatur im Nacken, in den Schultern und im Gesicht. Schmerzen im Schulter-Nacken-Bereich, im Gesicht, besonders um Augen und Stirn, Kiefergelenkprobleme und andere damit assoziierte Erkrankungen wie Kopfschmerzen und Migräne, Neuralgien, Schwindel oder Tinnitus – sie alle sind auf dem Vormarsch. Das wissen Allgemeinmediziner ebenso wie Orthopäden, Zahnärzte oder Hals-Nasen-Ohren-Ärzte.

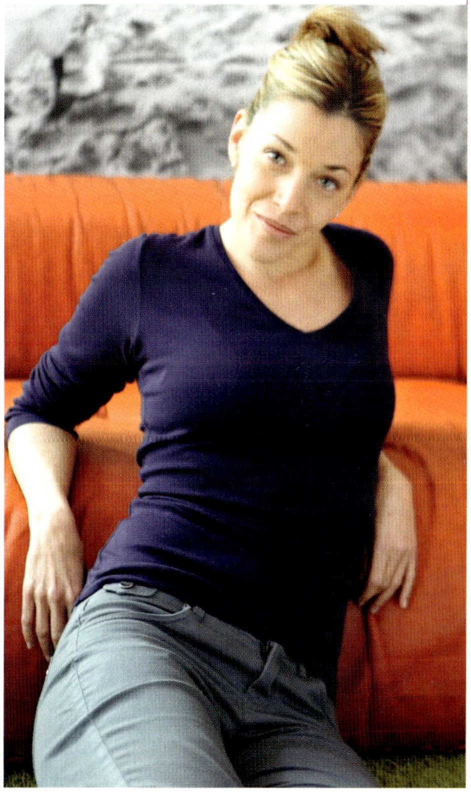

▲ Gönnen Sie sich im Alltag kleine Entspannungspausen, in denen Sie alle Anspannung wegfließen lassen.

Entspannung lässt sich üben

Die gute Nachricht ist: Sie können selbst etwas tun, um Schulter, Nacken und Kiefergelenke zu lockern, die Muskeln zu lösen und sich wieder wohlzufühlen. Wenn Sie auch zu den bereits geplagten Menschen gehören, dann ist es höchste Zeit, etwas für sich selbst zu tun. Im Akutfall, wenn es schmerzt und der Leidensdruck am größten ist, ist meist auch die Motivation am größten. Besser allerdings ist es, nicht erst zu warten, bis der Schmerz unerträglich wird. Fangen Sie jetzt an und nehmen Sie sich regelmäßig Zeit. Dann können die Muskeln und Gewebe, aber auch das Nervensystem die Entspannung wieder einüben. Mit der Zeit wird es Ihnen dann immer leichter fallen, in einen entspannten Zustand zurückzufinden. Für viele Menschen sind der Stress des Alltags, falsche Haltung und einseitige Bewegung bereits zur Gewohnheit geworden – der verspannte Nacken oder ein zusammengepresster Kiefer werden als „normal" empfunden. Oft ist das Gefühl für Entspannung, für entspannte Muskeln und eine tiefe, gelöste Atmung verloren gegangen. Mit ein paar Übungen ist das leicht erlernbar. Vom Ergebnis werden Sie überrascht sein. Entspannung bewirkt, dass wir uns wohlfüh-

INFO

Auszeit für die Muskeln

Wenn Sie die Übungsprogramme praktizieren, reicht es, wenn Sie jede Übung 2- bis 4-mal wiederholen. Wenn Sie nur eine einzelne Übung zwischendurch machen möchten, wiederholen Sie sie öfter, z. B. 8- bis 10-mal. Üben Sie anfangs möglichst täglich oder mindestens 3-mal in der Woche. Später können Sie reduzieren – die Übungen sollen guttun, und Sie sollen sich dabei wohlfühlen. Machen Sie keine Pflichtveranstaltung daraus!
Einen richtigen oder falschen Zeitpunkt gibt es nicht. Üben Sie, wann es Ihnen am besten passt. Manche starten gerne entspannt in den Morgen, andere brauchen die Entspannung vor allem am Abend. Sehr vorteilhaft sind kleine Pausen im Alltag. Gelegenheiten gibt es genug: Am Schreibtisch, nach dem Mittagessen, an der Bushaltestelle – integrieren Sie die Übungen in Ihren Alltag.

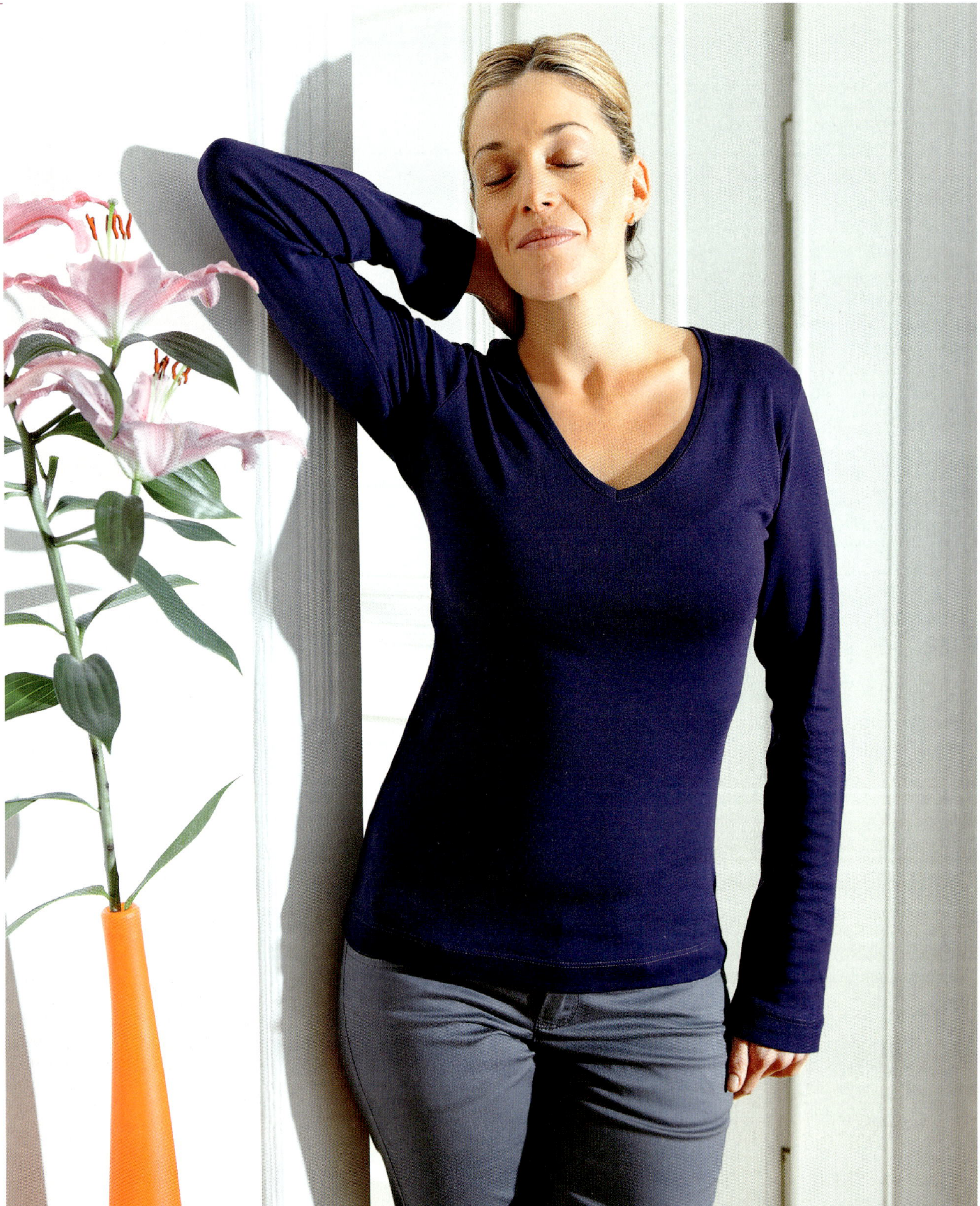

len. Wenn wir uns entspannen, dann richten wir unsere Aufmerksamkeit auf unseren Körper, kehren für einen Moment der hektischen Welt den Rücken und konzentrieren uns auf uns selbst. Das setzt Energie frei, vermittelt uns Selbstvertrauen und Lebensfreude.

Entspanntes Gesicht – entspannter Körper

Angespannte Gesichtsmuskeln, ein verhärteter Gesichtsausdruck, ein verkniffener Mund oder ein dauernd angespanntes Kiefergelenk, z. B. weil man allzu oft die Zähne zusammenbeißt, haben immer zur Folge, dass der Mensch sich im Innersten nie ganz entspannen kann. Die mimischen Gesichtsmuskeln spiegeln oft unsere Gemütslage wider. Wir gebrauchen sie meist, ohne darüber nachzudenken. Sorgenvolle Gefühle, Stimmungen und Gedanken, Leistungsdruck, finanzielle Ängste oder hohe Konzentration bewirken immer, dass sich die Gesichtsmuskeln anspannen.

Aber auch das Gegenteil gilt: Ist das Gesicht entspannt, ist es der ganze Mensch. Daher ist es ungemein erholsam, wenn sich die Gesichtsmuskeln durch gezielte Übungen endlich wieder einmal entspannen können. Ist das Gesicht entspannt, senden Nerven die Nachricht ans Gehirn: „Es geht mir gut."

Auch Gesichtsmassagen vermitteln eine Wohlfühlinformation an das Gehirn. Lockern Sie die Kaumuskeln, die oft so unnötig viel arbeiten, und lächeln Sie sich selber zu. Das Gehirn wertet ein entspanntes Lächeln immer als positiv und schließt dann vom Gesicht auf den ganzen Menschen.

Tiefer Atem entspannt

Unsere Atmung wird vom vegetativen Nervensystem geregelt. Das ist der Teil des Nervensystems, der das Zusammenspiel der Organe und ihrer Funktionen gewährleistet. Dazu gehören z. B. Herzschlag, Blutdruck, Verdauung, Stoffwechsel und eben die Atmung. Alle diese lebenswichtigen Funktionen reagieren zwar auf seelische oder körperliche Anspannung, wir können sie mit unserem Willen und unserem Bewusstsein aber nicht direkt beeinflussen. Eine Ausnahme bildet hier der Atem.

Wenn wir angespannt sind, beginnen wir meist automatisch, flach, rasch und kurz zu atmen. Wird uns das bewusst, können wir unser Atemmuster willentlich verändern. Wir können wieder lernen, tief und ruhig zu atmen. Dies ist der erste Weg zur Entspannung. Denn ohne tiefen, gelösten Atem können wir uns niemals richtig entspannen. Entspannung und ein gelöster, ruhiger Atem gehören zusammen.

Meine Erfahrung: Es gibt keine schönere allgemeine Entspannungsmethode als über das Gesicht und den Atem, Schulter- und Nackenmuskeln mit einbezogen. Diese wunderbare Kombination wirkt auf die einzelnen Körperteile und auf den Menschen als Ganzes. Und darum geht es, wenn wir etwas verändern wollen, und darum geht es in diesem Buch, den gut durchdachten und in der Praxis erprobten und bewährten Übungsprogrammen.

▼ Lächeln Sie sich gelegentlich selber zu und lernen Sie, wieder tief und ruhig zu atmen.

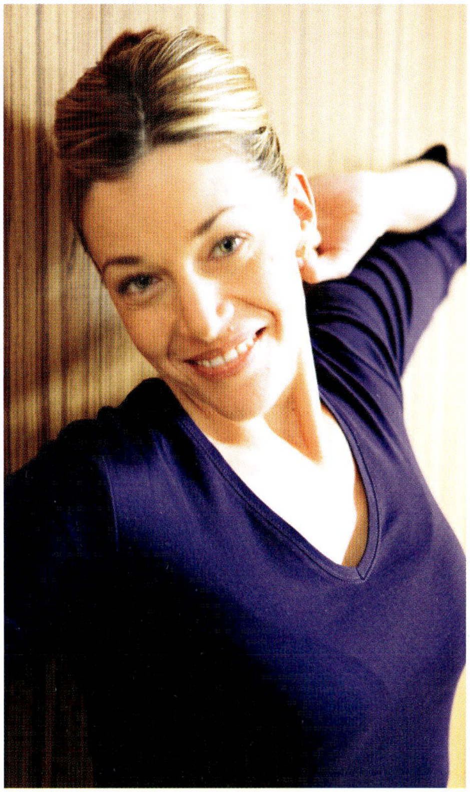

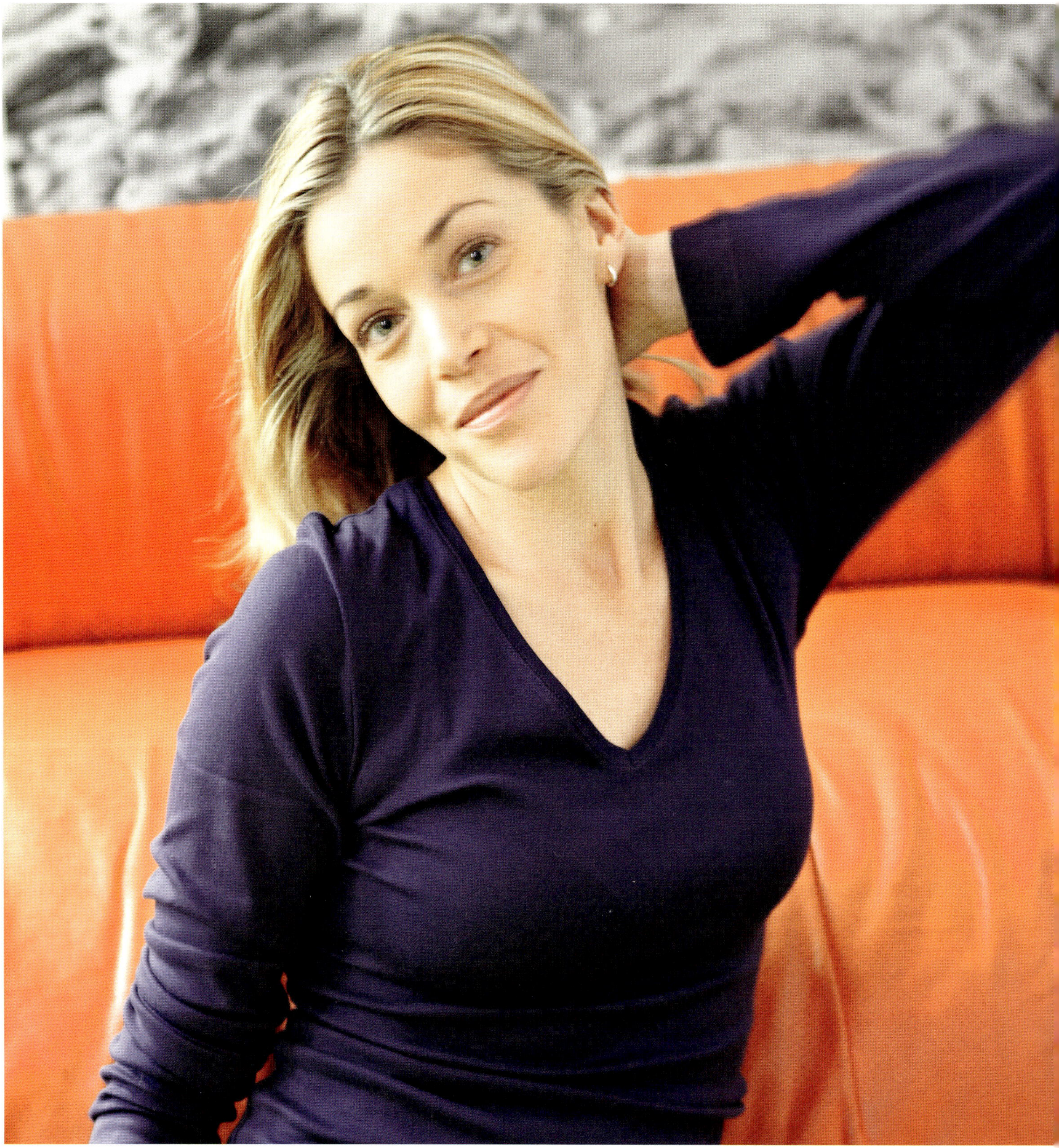

Anatomie: Ein Blick hinter die Kulissen

Kiefer, Nacken und Schultern beeinflussen sich gegenseitig und kommunizieren miteinander. Was der einen Partie guttut, gefällt auch der anderen. Unternehmen Sie eine spannende Reise zu den Nerven, Muskeln und knöchernen Strukturen und lernen Sie Ihren Körper kennen. Wer die Stärken und Schwächen der Kiefer-, Nacken- und Schulterregion kennt, kann Verspannungen effektiv vorbeugen und lindern.

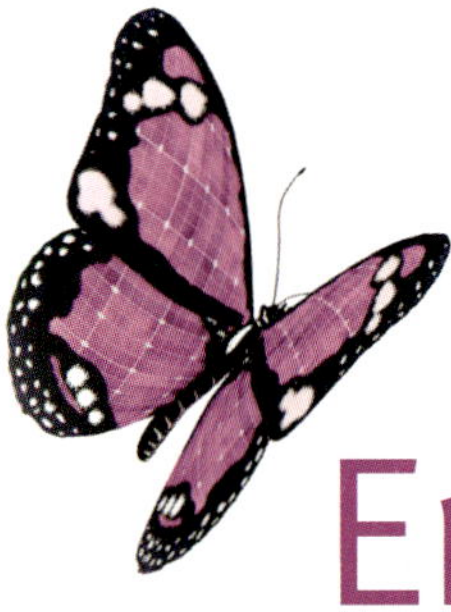

Entspannte Haltung tut gut

Der Mensch bildet anatomisch und funktionell, seelisch und körperlich eine Einheit. Alles gehört zusammen und alles wirkt sich aufeinander aus. Ist die Anatomie verändert, z. B. durch eine Operation oder einen Unfall, wirkt sich das auf die Funktion aus und umgekehrt genauso: Ist die Funktion gestört, kann das Veränderungen in der Anatomie hervorrufen. Unser seelisches Gleichgewicht bewirkt, dass wir uns in unserem Körper wohlfühlen, und körperliche Gesundheit wirkt sich immer auch auf unsere Psyche aus.

Eine besondere Rolle spielt die Wirbelsäule, von der Halswirbelsäule bis hinunter zum Kreuzbein. Sie ist der Dreh- und Angelpunkt unseres Körpers. Daher ist eine aufrechte, entspannte Haltung so ungemein wichtig: Sie verschafft den Lungen Platz für eine tiefe Atmung, Nerven werden nicht eingeklemmt, die Blutbahnen können alle Organe ausreichend mit Nährstoffen versorgen und Abfallprodukte abtransportieren. Und nicht zuletzt sind die Muskeln maximal entspannt. Eine eingesunkene oder krumme Haltung mit Rundrücken hingegen wirkt sich auf das ganze System negativ aus, ebenso eine zu stramme, überstreckte Haltung (Flachrücken).

Achten Sie deshalb zuallererst auf Ihre Haltung und vergegenwärtigen Sie sich immer wieder die gute, lotgerechte Aufrichtung. Unser Hauptaugenmerk liegt im Bereich des Kopfes, des Nackens und der Schultern, denn dieser Bereich ist am häufigsten verspannt. Schädel, Unterkiefer, Schultergürtel, Nacken und Halswirbelsäule bilden eine funktionelle Einheit. Ist einer dieser Teile gestört, wirkt sich dies auf die anderen aus. Und umgekehrt funktioniert es genauso: Entspannen wir einen dieser Teile durch entsprechende Wahrnehmungs- und Entspannungsübungen, teilen sich diese positiven Erlebnisse auch den anderen Körperteilen mit.

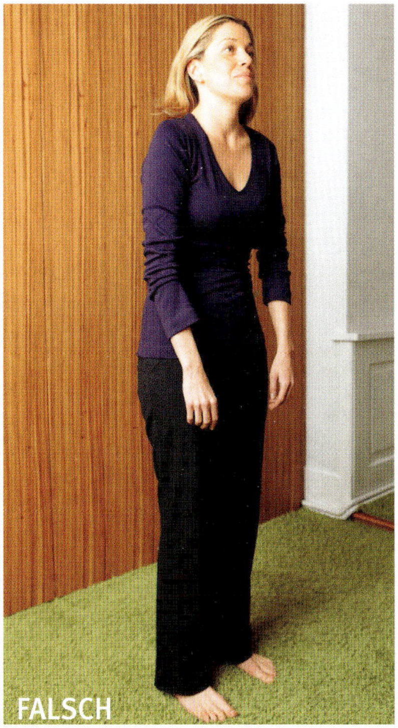

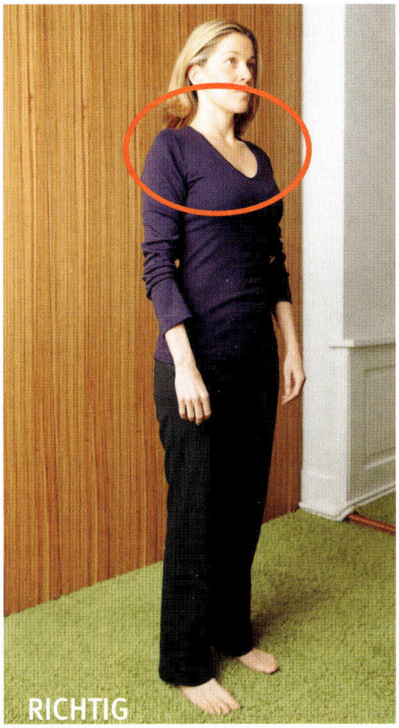

Aufrecht sitzen und stehen

Üben Sie anfangs am besten vor einem Spiegel. Achten Sie im Stehen darauf, dass Sie das Gewicht auf beide Füße gleichmäßig verteilen. Die Füße stehen etwa hüftbreit auseinander und zeigen leicht nach außen. Die Knie sind nicht überstreckt, sondern ganz leicht gebeugt. Das Becken befindet sich in der Mittelstellung, das heißt, es kippt weder nach hinten weg noch ist es nach vorne geschoben. Die Gesäßmuskeln sind daher leicht angespannt, besonders auch die Bauchmuskeln, sonst entsteht leicht ein Hohlkreuz.

Achten Sie darauf, dass die Schultern auf einer Linie mit dem Becken sind und nicht nach vorne fallen. Die Arme hängen seitlich schwer herab. Stellen Sie sich vor, dass Sie auf dem Brustbein eine Medaille tragen. Dadurch richtet sich der Brustkorb etwas auf. Stellen Sie sich dann vor, dass am höchsten Punkt des Kopfes ein goldener Faden befestigt ist, der Ihren Kopf sanft nach oben zieht. Das Kinn wandert dabei automatisch etwas Richtung Brustbein und wird nicht nach vorne gestreckt.

Beim rückengerechten Sitzen gelten die gleichen Regeln. Achten Sie im Sitzen darauf, dass Sie auf beiden Sitzbeinknochen sitzen und der goldene Faden an Ihrem Kopf die Wirbelsäule gerade nach oben zieht. Bei vielen Übungen dürfen Sie sich anlehnen. Dazu setzen Sie sich mit dem Gesäß auf dem Stuhl ganz zurück.

◀ Falsche und richtige Haltung

Das Kiefergelenk

Schädel, Unterkiefer, Schultergürtel und Halswirbelsäule kommunizieren miteinander. Sie sind über die Muskulatur und die Gelenke, über Nerven- und Energiebahnen (Meridiane) miteinander verbunden. Probleme in einem Teil dieses Bereichs führen daher meist automatisch zu Problemen in einem anderen, manchmal sogar zu Verspannungen und Schmerzen entlang der gesamten Wirbelsäule bis zum Becken und weiter hinunter bis zu den Füßen.

Kleines Gelenk mit großer Aufgabe

Das Kiefergelenk ist die bewegliche Verbindung zwischen Unterkiefer und übrigem Schädel. Es liegt in unmittelbarer Nähe der Kopfgelenke und wird auch als oberes Kopfgelenk betrachtet. Es befindet sich unmittelbar vor dem äußeren Gehörgang. Der obere Teil des Gelenks besteht aus der Gelenkgrube und dem Gelenkhöcker und wird aus dem Schädelknochen, an dieser Stelle Schläfenbein genannt, gebildet. Der Gelenkhöcker liegt etwas unterhalb davon. Das Gegenstück zu diesen beiden Strukturen bildet das Unterkieferköpfchen, das auch als Kondylus bezeichnet wird.

Die Gelenkgrube können Sie gut erfühlen, indem Sie die Zeigefinger vor die Ohrmuschel legen und den Mund einige Male öffnen und schließen.

Wie bei allen Gelenken werden auch hier alle Gelenkflächen von einer schützenden Knorpelschicht überzogen. Zudem liegt zwischen den Gelenkflächen der Diskus, eine knorpelige Scheibe, die als Puffer fungiert und eine gleichmäßige Bewegung zwischen beiden Gelenkteilen ermöglicht. Sie ist mit der Gelenkkapsel allseitig verwachsen. Das gesamte Gelenk wird von dieser Gelenkkapsel aus Bindegewebe luftdicht eingeschlossen. Die innere Zellschicht dieser Bindegewebshülle produziert die Gelenkflüssigkeit. Sie sorgt dafür, dass die Gelenkteile bei Bewegung problemlos aneinander entlanggleiten können.

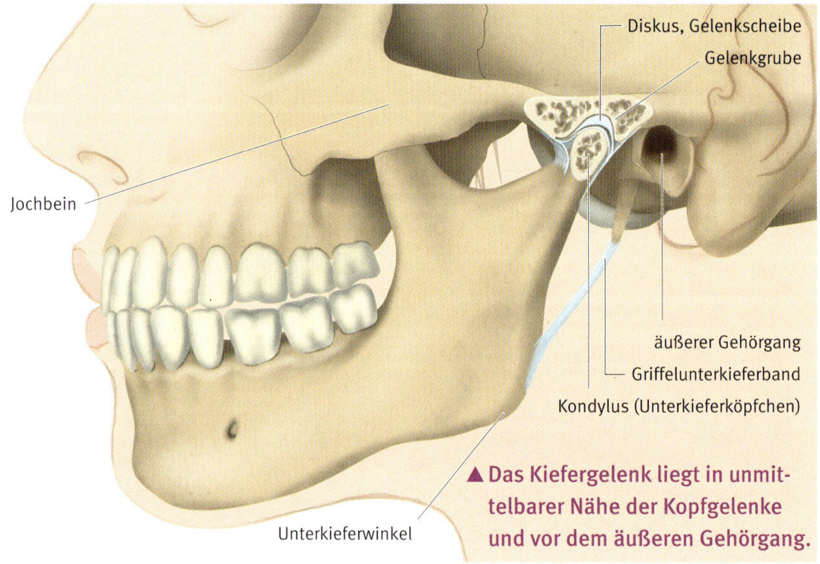

▲ **Das Kiefergelenk liegt in unmittelbarer Nähe der Kopfgelenke und vor dem äußeren Gehörgang.**

INFO

Knorpel: Schutz für die Knochen

Gelenke haben die Aufgabe, zwei Knochen beweglich miteinander zu verbinden. Die Knochenhaut, mit der der Knochen überzogen ist, ist sehr empfindlich. Deshalb schmerzt es, wenn zwei Knochen aufeinanderreiben, und aus diesem Grund brauchen sie einen Schutz, nämlich die Knorpelschicht. Der Knorpel ist mit dem Knochen direkt verwachsen und dient als Stoßdämpfer, indem er den Druck von dem einen auf den anderen Knochen abpuffert. Außerdem schützt er den Knochen vor Abrieb.

Der Gelenkknorpel besteht nur zu einem geringeren Teil aus Knorpelzellen. Der größte Teil wird von zellfreier Grundsubstanz, der sogenannten Matrix (Zwischenzellsubstanz) gebildet. Sie besteht vor allem aus Wasser, Hyaluronsäure und Protein-Zucker-Molekülen (vor allem Aggrekan). Darin eingebettet liegt ein Netzwerk aus kollagenen Fasern. Das Geflecht kann sich wie ein Schwamm mit Wasser vollsaugen. Dadurch wird das Gewebe enorm stabil, bleibt dabei aber elastisch. In gesundem Knorpelgewebe werden Knorpelzellen und Zwischenzellsubstanz ständig auf- und abgebaut. Das gewährleistet so den optimalen Schutz für den Knochen und das Gelenk.

Da der Knorpel nicht direkt von Blutgefäßen und Nervenfasern versorgt wird, besitzt er nur ein beschränktes Selbstheilungsvermögen. Die Knorpelzellen müssen von der Umgebung, nämlich von der Gelenkflüssigkeit (Synovialflüssigkeit) ernährt werden. Diese ist nur durch ständige „gesunde" (gelenkgünstige) Bewegung gewährleistet. Durch Druck und Zug im Wechsel, Anspannen und Entspannen, Belasten und Entlasten wird die Gelenkflüssigkeit in den Knorpel hineingedrückt.

Bei Bewegungsmangel oder dauernder Überbeanspruchung des Gelenks kommt es zu einem Versorgungsdefizit im Knorpel, er wird nicht mehr gut ernährt. Dadurch büßt der Knorpel an Stabilität und Elastizität ein, die Knorpelschicht nimmt ab und es kommt zur Arthrose. Verschwindet der Knorpel ganz, reiben die gelenkbildenden Knochenteile aneinander und das Gelenk verdickt oder verformt sich.

Bei Veränderung des Bisses, z. B. durch zu hohe Füllungen, bei Zahnfehlstellungen, nächtlichem Zähneknirschen oder wenn die Zähne häufig zusammengebissen werden, kann der Knorpel im Kiefergelenk sich einseitig abnützen, was zu massiven Schmerzen führen kann. Beugen Sie vor!

Stabilisiert wird das Gelenk von einer Reihe von Muskeln und Bändern. Über diesen steht das Kiefergelenk mit dem Ohr und der Halswirbelsäule in enger Verbindung. Entwicklungsgeschichtlich sind übrigens Teile der Gehörknöchelchen, Hammer und Amboss, im Mittelohr aus Knochen des Kiefergelenks entstanden. Die Kaumuskulatur hat eine direkte Verbindung zur Ohrtrompete, und jegliche Verspannung in diesem Bereich wirkt sich sowohl auf das Kiefergelenk als auch auf das Ohr negativ aus.

Äußerst beweglich

Was das Kiefergelenk wirklich bemerkenswert macht, ist die Tatsache, dass es genau genommen die Funktion zweier Gelenke ausfüllt: Es wirkt wie ein Scharnier und ermöglicht damit Rotationsbewegungen, und es wirkt wie ein Schiebegelenk, was uns Gleitbewegungen gestattet.

Rotationsbewegungen entstehen, wenn wir den Mund öffnen. Dabei bleiben die Kondylen auf beiden Seiten in der Gelenkgrube, das Gelenk bewegt sich wie ein Scharnier. Wird der Mund noch weiter geöffnet, z. B. beim Gähnen oder beim Zahnarzt, rutschen die Unterkieferköpfchen aus ihrer ursprünglichen Position heraus und gleiten an der oberen Gelenkfläche entlang. Die zwischen den Kiefergelenkflächen liegende Gelenkscheibe (Diskus) rutscht wie ein Luftkissen nach vorn. Optimal ist es, wenn diese Bewegung in beiden Gelenken gleichmäßig stattfindet.

Lage des Gelenkköpfchens bei
- geschlossenem Mund
- bei geöffnetem Mund

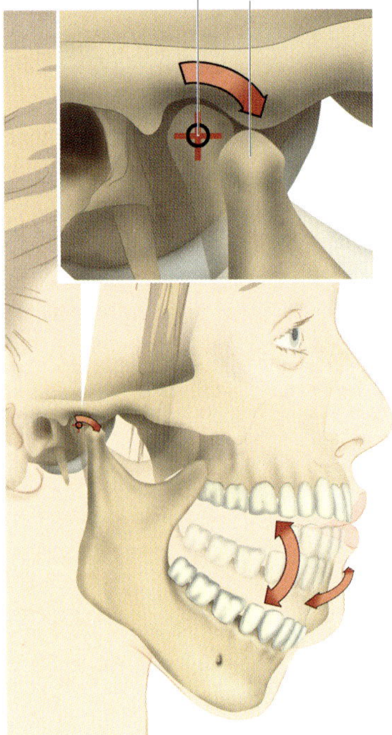

◀ Wird der Mund weit geöffnet, gleitet das Gelenkköpfchen mit dem Diskus von der Gelenkgrube bis zum -höcker.

Zusätzlich zu der Auf- und Abbewegung des Unterkiefers können wir den Unterkiefer auch seitlich nach links und nach rechts sowie nach vorne und hinten verschieben. Übrigens bewegt sich immer nur der Unterkiefer, denn der Oberkiefer ist ja als Teil des Schädelknochens fixiert.

Diese große Beweglichkeit hat aber auch ihre Nachteile: Öffnen wir den Mund zu weit, kann es zu einer Verrenkung bzw. Ausrenkung kommen (Luxation). Dabei schiebt sich das Unterkieferköpfchen vor das Gelenkhöckerchen. Reflexartig spannt sich dann die Kaumuskulatur an und das Unterkieferköpfchen kann nur noch mit erheblicher Kraftanwendung in das Kiefergelenk zurückkehren.

Manchmal kommt es zu leiseren Knackgeräuschen im Kiefer, die auf eine verspannte Kaumuskulatur, auf Instabilität oder Veränderung im Kiefer hinweisen können. Dabei gleitet die Gelenkscheibe (Diskus) vorübergehend vom Gelenkkopf. Springt sie zurück in die ursprüngliche Lage, entsteht ein leises Knackgeräusch. Häufig ist ein solches „Kiefergelenkknacken" harmlos und kann durch Lockerung der Kaumuskeln behoben werden.

Lockern Sie die Kaumuskeln auch zwischendurch, indem Sie sie immer wieder einmal massieren, akupressieren oder abklopfen. Übungen finden Sie z. B. auf den Seiten 49, 68 und 72. Oder einfach spielerisch und ohne Druck mit den Zähnen klappern.

Die Bewegung des Kiefers wird von einer Vielzahl von Faktoren bestimmt: Die Form der Gelenkflächen, Form und Stellung der Zähne, die Kaumuskulatur und die Nervenverbindungen spielen alle eine Rolle. Und wie in einem Team kann jeder Mitspieler das gesamte Geschehen beeinflussen. So kann beispielsweise ein fehlender Zahn oder eine schlecht angepasste Füllung das Gefühl beim Zusammenbeißen verändern. Idealerweise sollten beim Zusammenbeißen beide Unterkieferköpfchen zentral in der Gelenkgrube sitzen und die Gelenkscheiben genau in dem Spalt dazwischen liegen. Dabei sollten die Gelenke symmetrisch zueinander stehen, die Kaumuskulatur sollte auf beiden Seiten in etwa gleich fest angespannt sein, und die Zähne sollten rechts und links möglichst gleich viel Kontakt zueinander haben. Ist das Gefühl jedoch nicht ganz symmetrisch, z. B. weil eine neue Füllung zu hoch oder zu tief angefertigt wurde, versuchen wir unwillkürlich zu kompensieren, und zwar meist, indem wir den Unterkiefer seitlich verschieben, bis wir wieder möglichst viel Kontakt an den Zähnen verspüren. Dadurch entsteht mit der Zeit eine erhöhte einseitige Muskelspannung, die Gelenkteile treffen nicht mehr gleichmäßig und symmetrisch aufeinander, der Knorpel im Kiefergelenk nutzt sich einseitig ab, und es entstehen Schmerzen.

INFO

Von Kopf bis Fuß eine Einheit

Über die Wirbelsäule steht das Kiefergelenk mit dem übrigen Körper in Verbindung. So kann sich z. B. ein Beckenschiefstand über die Wirbelsäule auf die Stellung des Kiefergelenks auswirken und umgekehrt. Auch Fehlstellungen der Wirbelsäule wie eine seitliche Krümmung (Skoliose) können sich auf den Kiefer übertragen.

Kraft im Kiefer: die Muskulatur

Unsere Zähne können einen kräftigen Druck ausüben – etwa 80 bis 100 Kilogramm pro Quadratzentimeter. Stellen Sie sich einen erwachsenen Menschen vor, der das Kunststück vollbringt, auf einem Würfel von der Größe eines Zuckerstücks zu balancieren. Der Druck, mit dem der Würfel dann auf seine Unterlage drückt, entspricht dem Druck von Zahn auf Zahn in unserem Mund, wenn wir kräftig zubeißen. Ein anderer Vergleich: Zwei Säcke, jeder etwa 50 Kilogramm schwer, drücken auf einen einzelnen Backenzahn.

Verantwortlich für diesen Druck sind vier kräftige Muskeln, die auf beiden Seiten am Ober- und Unterkiefer ansetzen und in ihrer Gesamtheit als Kaumuskulatur bezeichnet werden:

- der eigentliche Kaumuskel (Musculus masseter)
- der Schläfenmuskel (Musculus temporalis)
- der innere und äußere Flügelmuskel (Musculus pterygoideus medialis und lateralis)

Diese Muskeln werden natürlich nicht nur beim Kauen, sondern auch beim Sprechen benutzt. Tatsächlich ist die Kaumuskulatur – von der Gebärmutter abgesehen – die kräftigste Muskulatur des Körpers. Kein Wunder, denn kräftig zubeißen zu können, war in der menschlichen Entwicklungsgeschichte überlebenswichtig. Wenn wir den Mund leicht öffnen, geschieht das übrigens größtenteils durch das Entspannen dieses „Muskelpakets", weniger durch die aktive Arbeit eines Gegenspielers.

Wichtig zu wissen: Das Kiefersystem braucht die Nackenmuskulatur als Widerstand. Je kräftiger wir kauen oder nachts mit den Zähnen knirschen, umso mehr Widerstand müssen die Nackenmuskeln geben.

Der Kaumuskel, auch Wangenmuskel genannt, hat seinen Ursprung am Jochbein und setzt am Unterkieferwinkel an. Er ist ein kleines Muskelpaket und oft gut spürbar. Der Kaumuskel sorgt für den Kieferschluss und lässt seitliche und Längsbewegungen des Unterkiefers zu. Der mächtige Schläfenmuskel sitzt fächerförmig an der Seitenfläche des oberen Schädels und schließt ebenfalls das Kiefergelenk, indem er den Unterkiefer anhebt.

Der innere und der äußere Flügelmuskel ermöglichen u. a. Dreh- und Mahlbewegungen des Kiefers. Aktivieren wir beim Öffnen des Kiefers den äußeren Flügelmuskel, zieht der Unterkiefer nach vorn. Das Zurückziehen übernimmt der hintere Anteil des Schläfenmuskels.

Um den Unterkiefer zu öffnen, bewegen wir vor allem die obere Zungenbeinmuskulatur. Die Zungenbeinmuskeln wirken auch als kräftige Beuger des Kopfes und sind für die Ästhetik und das Ausbalancieren der Kopfhal-

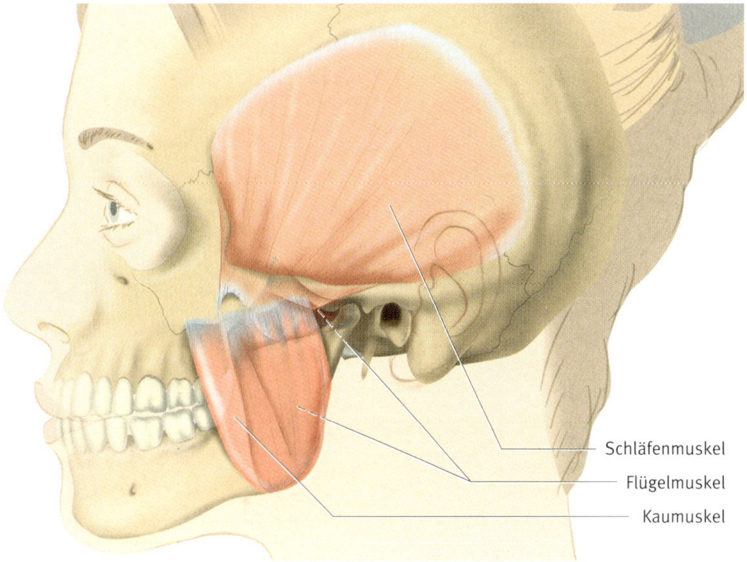

▶ Häufig verspannt: Kaumuskel (M. masseter) und Schläfenmuskel (M. temporalis). Der Flügelmuskel liegt darunter.

tung von Bedeutung. Entwicklungsgeschichtlich haben übrigens das Kiefergelenk und die Kaumuskulatur denselben Ursprung, daher werden sie auch von demselben Nerven versorgt: dem Nervus mandibularis, dem dritten Ast des Nervus trigeminus (siehe Seite 38). Seinen Namen erhält dieser Nerv von der Mandibula, dem lateinischen Wort für Unterkiefer.

▶ Klopfen, Kreisen und Akupressur entspannt die Kaumuskeln. Auch sanfte Bewegung lockert Verspannungen.

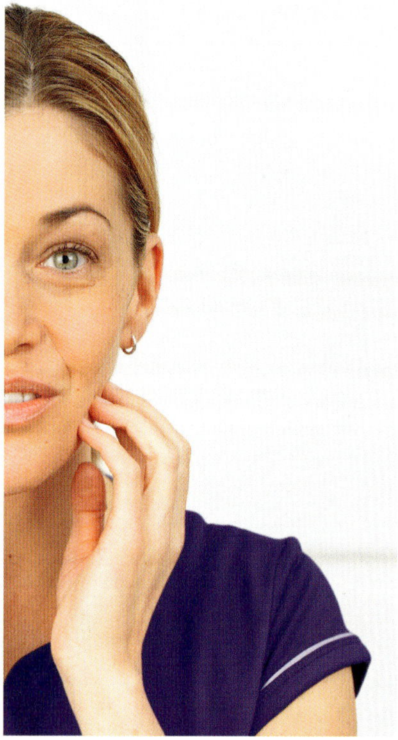

Rückkopplung zwischen Kopf und Kiefer

Der Kopf wird zum einen von den hinteren Nackenmuskeln und zum anderen von den vorderen Halsmuskeln, den oberen Zungenbeinmuskeln und Kaumuskeln gehalten und ausbalanciert. Hinzu kommt, dass die Zungenbeinmuskeln zum Teil im Halsbereich ansetzen. So entsteht eine enge Rückkopplung zwischen der Muskelspannung im Kiefer und im Hals-Nacken-Bereich. Eine Fehlstellung des Kopfes hat daher immer auch eine Kieferfehlstellung zur Folge und umgekehrt.

Ist z. B. der Kopf nach vorne verschoben, wird der Unterkiefer zurückgehalten, weil er durch die Zungenmuskeln fixiert ist. Dabei kommt es zum sogenannten Tiefbiss. Beim Zusammenbeißen treffen Ober- und Unterkiefer nicht mehr exakt aufeinander. Ziehen wir den Kopf in den Nacken oder beugen ihn, z.B. am Schreibtisch, schiebt sich der Unterkiefer nach vorn. Auch wenn der Kopf zur Seite geneigt wird, wirkt sich das auf die Symmetrie des Kiefergelenks aus, z. B. beim Geige- oder Querflötespielen. Je nach Art der Fehlstellung können verschiedene Muskeln besonders betroffen sein.

Ist der Kiefer zurückgezogen, sind die hinteren Teile des Schläfenmuskels die Hauptverursacher. Auch eine verspannte Nackenmuskulatur kann Schädel und Kiefer in diese Fehllage bringen. Dasselbe gilt für den Fall, dass der Unterkiefer nach vorne verschoben ist. Hier ist vor allem der hintere Teil der seitlichen Flügelmuskeln verspannt. Eine Fehlstellung des Kiefers führt langfristig immer zu einer stärkeren Belastung einer Körperseite. Das ganze Körpersystem kommt aus dem Lot und gerät in eine Schieflage.

Es ist inzwischen bekannt, dass, wenn der Biss nicht stimmt, auch die Wirbelsäule nicht optimal ausbalanciert ist. Eine Kieferfehlstellung hat immer auch eine Kopfgelenk- und Beckenfehlstellung zur Folge. Man bedenke zudem, dass direkt hinter den Kiefergelenken die Nackenmuskulatur ansetzt, die wiederum eng mit den Schulter- und übrigen Rückenmuskeln bis zum Becken hinunter verbunden ist.

▶ Halten und balancieren den Kopf: Nackenmuskeln, Halsmuskeln, obere Zungenbeinmuskeln und Kaumuskeln.

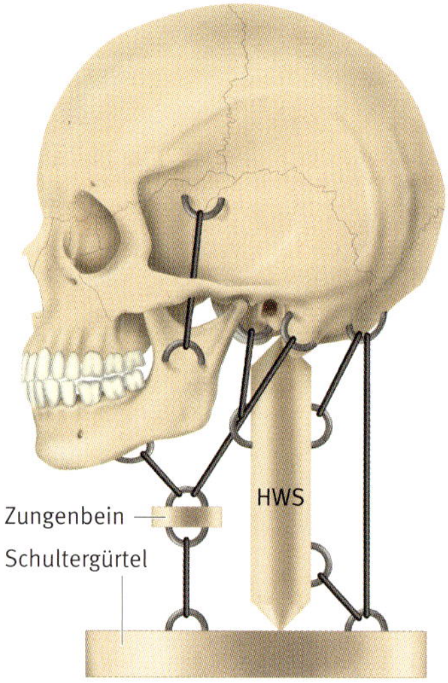

Die Halswirbelsäule

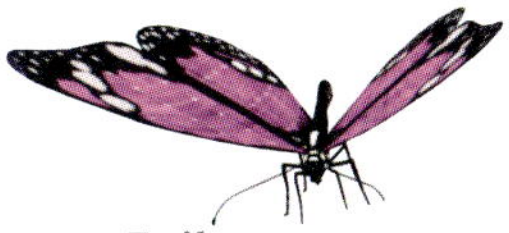

Die Wirbelsäule ist die Achse unseres Körpers. Sie erfüllt gleich eine ganze Reihe von Aufgaben. Zum einen trägt sie das Gewicht von Kopf, Armen und Oberkörper und sorgt dabei für Stabilität – und das tagtäglich. Aber nicht nur diese Haltefunktion kommt ihr zu, sie ermöglicht uns außerdem eine größtmögliche Beweglichkeit: Vor und zurück, seitlich und um die eigene Achse können wir den Oberkörper bewegen. Über die Wirbelsäule sind zudem alle unsere Gliedmaßen miteinander verbunden.

Die Wirbelsäule gliedert sich in vier Abschnitte, von oben nach unten sind das die Halswirbelsäule, die Brustwirbelsäule, die Lendenwirbelsäule, das Kreuzbein und das Steißbein. 33 Wirbel schichten sich hier übereinander. Die oberen sieben Wirbel bilden die Halswirbelsäule. In der Fachsprache werden diese Wirbel mit C1 (das ist der oberste Wirbelkörper) bis C7 benannt. Das C steht dabei für Cervix, das lateinische Wort für Hals. An die sieben Halswirbel schließen sich zwölf Brustwirbel, fünf Lendenwirbel, fünf Kreuzwirbel und vier Steißwirbel an. Zwischen dem 20. und 25. Lebensjahr verschmelzen die Wirbel der beiden unteren Regionen miteinander. Die Halswirbelsäule ist leicht nach vorne gebogen (Lordose). Sie ist der beweglichste Wirbelsäulenabschnitt. So kann sich der Kopf in alle möglichen Richtungen bewegen, was dem Menschen – wie allen anderen Wirbeltieren auch – große Vorteile bietet. Jedoch hat eine große Beweglichkeit auch ihre Nachteile: Besonders bewegliche Körperabschnitte sind anfälliger für falsche Haltungen und Abnutzungserscheinungen.

INFO

Schwerer Kopf

Ein kleines „Problem“ stellt der relativ schwere Kopf mit seinen 6 bis 8 kg Gewicht für die Halswirbelsäule dar, vor allem wenn die Muskulatur nicht kräftig genug ausgebildet ist. Besonders wenn wir nicht aufrecht stehen oder sitzen, der Kopf also nicht lotrecht über der Wirbelsäule steht, müssen die Muskeln Schwerstarbeit leisten. Das wirkt sich auch auf die Wirbel und die Bandscheiben aus.

Atlas und Axis

Eine Sonderstellung unter den Wirbeln nehmen die beiden obersten Halswirbel ein: Atlas und Axis. Der Atlas ist ein weiter knöcherner Ring, der den Kopf mit der Wirbelsäule verbindet. Er besitzt als einziger Wirbel weder einen Dornfortsatz noch eine Bandscheibe (siehe Seite 22). Man kann den Atlas mit der Funktion eines Säulenkapitells vergleichen, wie Sie es aus der griechischen Architektur, z. B. von Tempeln, kennen. Namenspate für diesen Wirbel ist der Riese „Atlas“ aus der griechischen Mythologie. Er trug das Himmelsgewölbe auf seinen Schultern, „unser“ Atlas trägt immerhin den gesamten (schweren) Kopf. Der zweite Wirbel, Axis genannt, trägt den Atlas. Dieser ragt mit seinem Zapfen in das Loch des ersten Halswirbels. Dieser Zapfen erlaubt es dem Kopf, sich nach rechts und links zu drehen, z. B. wenn wir Nein sagen.

Der Atlas besitzt nach oben zwei bohnenförmige Gelenkpfannen, die zu den Knochen des Hinterhaupts passen. Dadurch wird uns die Möglichkeit für

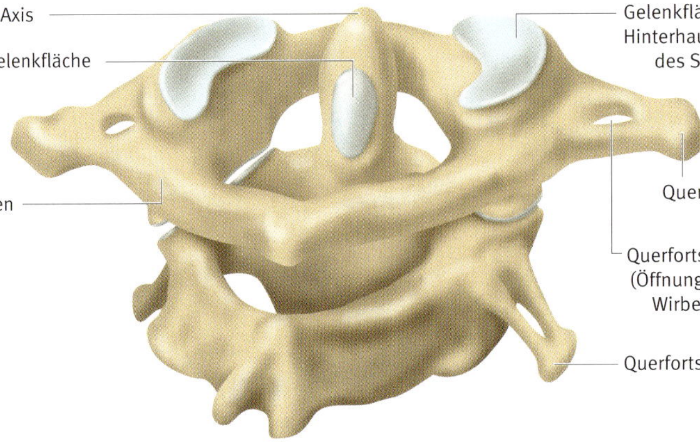

▶ Tragen den Kopf und sorgen für Beweglichkeit: Atlas und Axis. Sie bilden das obere und untere Kopfgelenk.

Nickbewegungen gegeben, bei der wir den Kopf maximal 30 Grad nach oben und unten bewegen können, sowie für seitliche Neigebewegung, wenn wir den Kopf seitlich Richtung Schultern neigen (weniger als 20 Grad). Diese kleinen, zum Kopf gerichteten Gelenkflächen verbinden den ersten Halswirbel und damit auch die gesamte Wirbelsäule mit dem Schädelknochen. Sie sind das obere Kopfgelenk. Als unteres Kopfgelenk bezeichnet man die Verbindung zwischen Atlas und Axis. Im Laufe des Lebens kann es durch mechanische Einwirkungen (z. B. Schleudertrauma, Stöße) und vor allem durch muskuläre Verspannungen dazu kommen, dass die Beweglichkeit der ersten beiden Halswirbel eingeschränkt wird oder verloren geht. Manchmal verschiebt sich das Gelenk, wodurch Nerven gereizt werden oder die Blutversorgung behindert sein kann. Als Folge können Migräne, Kopf-, Gesichts-, Kiefergelenkschmerzen, Schwindel oder Tinnitus auftreten. Gelenkverschiebungen oder Blockierungen mit Bewegungsstarre sind den Betroffenen oftmals gar nicht bewusst. Dennoch liegen sie häufig vor. Besonders für die Migräne gilt: Hier hat das Genick die Fähigkeit verloren, sich frei zu bewegen. Auslöser sind meistens verspannte Muskeln infolge falscher Haltungsgewohnheiten und seelischer oder geistiger Anspannung.

INFO

Wie beweglich ist Ihr Genick?

Stellen Sie sich seitlich vor einen Spiegel. Richten Sie sich gerade auf und halten Sie die Schultern tief. Schieben Sie zuerst den Hinterkopf nach oben und drehen Sie dann den Kopf, nur den Kopf, in Richtung Spiegel. Drehen Sie den Kopf langsam und sanft so weit, wie es Ihnen möglich ist. Danach drehen Sie sich um und testen die andere Seite. Beobachten Sie, wie weit Sie den Kopf drehen können. Ist eine Seite beweglicher als die andere?

Balancieren den Kopf: die Kopfgelenke

Die beiden Gelenkpfannen des Atlas besitzen gerade einmal eine Fläche von 1,5 bis 2 cm². Auf dieser kleinen Fläche wird das Gewicht des Kopfes dauernd ausbalanciert, und zwar in jeder Körperhaltung. Jegliche Kopfbewegung wird dort gut oder weniger gut abgefangen. Und da die Wirbel der gesamten Wirbelsäule miteinander verbunden sind, wirken sich schon kleinste Verschiebungen im oberen Bereich auf die gesamte Wirbelsäule aus. Ein schief gestellter Atlas kann somit Veränderungen über die ganze Wirbelsäule hinweg auslösen, bis hin zum Becken (Beckenschiefstand) mit nachfolgender Beinlängendifferenz. Dabei versucht die Wirbelsäule fortwährend, solch eine Schiefstellung zu kompensieren, sodass es zu Gegenverschiebungen und weiteren Fehlhaltungen kommt. Um auf diese Weise das Gleichgewicht zu halten, verbraucht der Körper enorm viel Ener-

INFO

Im Dienste des Gleichgewichts

Den Kopfgelenken kommt auch eine Bedeutung als zusätzliches Gleichgewichtsorgan zu. Das eigentliche Gleichgewichtsorgan befindet sich im Innenohr. Aus den Reizen, die dieses Sinnesorgan weiterleitet, versucht unser Gehirn, unsere Position im Raum zu bestimmen. Zusätzlich bezieht das Gehirn Informationen mit ein, die die Augen und die Kopfgelenke (und auch andere Gelenke im Körper) liefern. Um diese Aufgabe zu erfüllen, besitzen die Kopfgelenke und die angrenzenden Muskelansätze Nervenfasern, über die sie mit dem Gehirn verbunden sind. Schaltet man diese Rezeptoren aus, fühlen wir uns schwindelig.

Übelkeit oder Schwindel können auch auftreten, wenn die Informationen, die das Innenohr liefert, nicht mit den Informationen von Gelenken und Augen übereinstimmen. Das kann beispielsweise beim Autofahren passieren: Wir sitzen passiv auf unserem Autositz, die Gelenke liefern daher die Information „keine Bewegung“, aber die Augen nehmen deutlich Bewegung wahr.

gie, denn es stehen weit mehr Muskeln unter Spannung, als eigentlich notwendig. Die Veränderungen setzen sich dabei natürlich nicht nur nach unten fort, sondern wirken auch auf das Kiefergelenk, das sich in unmittelbarer Nähe zur Halswirbelsäule befindet. Der Nervus trigeminus, der Nerv, der das Kiefergelenk versorgt, hat Ursprungskerne im Bereich der Kopfgelenke. Fehlstellungen in beiden Regionen können sich somit wechselseitig beeinflussen. Beide Gelenke, Kopf- und Kiefergelenk, sind daher immer im Zusammenhang zu sehen. Stundenlanges Sitzen in einer angespannten Haltung ist nicht nur schädlich für den Nacken, sondern für den gesamten Rücken und somit den ganzen Menschen. Über das Gehirn sind die Kopfgelenke mit den Sinnesorganen verbunden. Wenn man z. B. besser hören will, neigt man den Kopf automatisch in die Richtung der Tonquelle. Wollen wir etwas genauer sehen, drehen wir den Kopf in entsprechende Richtung.

Wirbel für Wirbel

Auf die beiden ersten Wirbel Atlas und Axis folgen fünf weitere, die ähnlich wie die Axis aufgebaut sind. Jeder Wirbel besteht zur Brust hin aus einem Wirbelkörper, der in der Mitte einen Hohlraum freilässt. Hier verläuft das Rückenmark mit seinen Nervensträngen. Der kompakte Wirbelkörper setzt sich hin in den Wirbelbogen fort, der links und rechts jeweils mit einem Querfortsatz endet. Zum Rücken hin befindet sich ein Dornfortsatz. An diesen knöchernen Strukturen setzen die Muskeln und Sehnen an.

Der Wirbelkanal im Inneren der Wirbelkörper schützt das Rückenmark vor Verletzungen. Hier verlaufen die Rückenmarksnerven, auch Spinalnerven genannt, und verbinden das Gehirn mit dem übrigen Körper. Zwischen den Wirbeln befinden sich seitlich Zwischenwirbellöcher, aus denen die Nerven aus dem Wirbelkanal austreten, um den jeweiligen Körperbereich zu versorgen. Im Bereich der Halswirbelsäule sind es je acht Spinalnerven, die aus den Zwischenwirbellöchern austreten. Im Bereich der Brustwirbelsäule sind es zwölf Nervenpaare, je fünf in der Lendenwirbelsäule und im Kreuzbeinbereich sowie ein Nervenpaar am Steißbein. Im Hals- und Lendenbereich ist das Rückenmark stark verdickt, weil hier sehr viele Nervenfasern (zur Versorgung der Arme und Beine) austreten. Deshalb ist auch der Wirbelkanal in diesem Abschnitt relativ weit.

Bewegung hält Gelenke fit

Bewegungsarmut oder auch das Gegenteil, dauernde (einseitige) Überbeanspruchung, führen dazu, dass sich Gelenke verformen. Sind die Zwischenwirbelgelenke in ihrem Aufbau verändert, kann das Zwischenwirbelloch verengt sein, wodurch die hier austretenden Nerven zusammengedrückt und gereizt werden.

Stoßdämpfer: die Bandscheiben

Die einzelnen Wirbel sind untereinander durch Zwischenwirbelgelenke miteinander verbunden. Mit Ausnahme von Atlas und Axis liegt zwischen jedem Wirbelpaar eine Bandscheibe. Sie besteht aus einem festen äußeren Ring, aus faserigem Knorpelgewebe und einem weicheren, gallertigen Kern. Die Aufgabe der Bandscheiben ist es, Stöße und Erschütterungen abzupuffern, beispielsweise wenn wir laufen. Dadurch werden die Bandscheiben tagsüber immer mehr zusammengepresst, bis sie am Abend messbar dünner sind als noch am Morgen zuvor. Nachts, wenn wir schlafen, regenerieren sich die Bandscheiben und quellen wieder zur vollen Größe auf. Wie das Knorpelgewebe in anderen Gelenken auch, wird die Bandscheibe nicht direkt durch Blutgefäße mit Nährstoffen und Flüssigkeit versorgt. Sie nehmen aus den umliegenden Geweben zusammen mit Flüssigkeit auch Nährstoffe auf. Das funktioniert wie bei einem Schwamm: Bei Belastung werden die Bandscheiben zusammengedrückt
und geben Flüssigkeit ab, bei Entlastung saugen sie neue Flüssigkeit und damit Nährstoffe auf. Be- und Entlastung in einem ausgewogenen Verhältnis sorgen daher dafür, dass die Bandscheiben gut versorgt sind und elastisch bleiben.

Gefürchtet: der Bandscheibenvorfall

Bei einem Bandscheibenvorfall reißt der äußere Ring der Bandscheibe und der innere Kern rutscht aus seiner ursprünglichen Lage. Die austretende Masse kann dann auf die umliegenden Nerven drücken. Klassische Symptome sind Schmerzen, Taubheitsgefühl oder sogar Lähmungserscheinungen. Wenn die Beschwerden im Bereich der unteren Halswirbelsäule auftreten, können die Schmerzen bis in die Schultern, die Arme oder die Schulterblätter ausstrahlen. Es kann zu einem Kribbeln oder Taubheitsgefühl bis in die Fingerspitzen kommen. Ist eine der oberen Bandscheiben betroffen, können Symptome wie Schwindel, Übelkeit, Seh- und Hörstörungen hinzukommen. Zu einem Bandscheibenvorfall

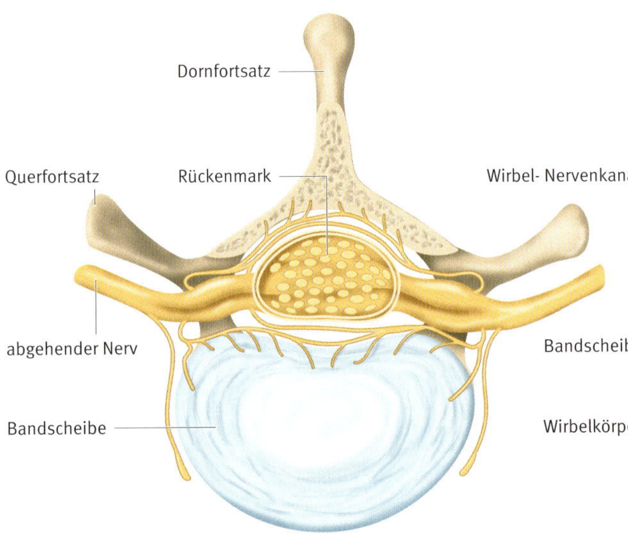

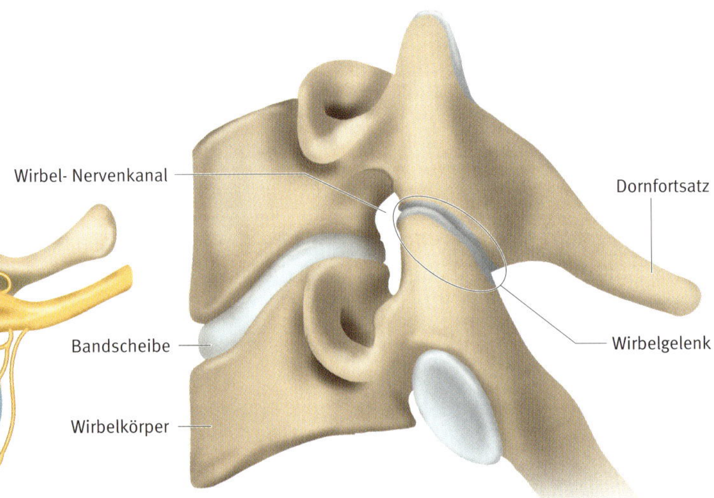

▼ Die Wirbelkörper sind durch Wirbelgelenke verbunden. Zwischen zwei Wirbeln liegt eine Bandscheibe.

kommt es in der Regel dann, wenn die Bandscheibe bereits vorgeschädigt ist. Neben einer erblichen Vorbelastung gelten einseitige Fehlbelastungen, zu wenig Bewegung und eine Schwäche der Muskulatur als Ursachen.

Die Nervenversorgung der Halsregion

Das Halsnervengeflecht

Die Nerven haben die Aufgabe, Informationen zwischen Gehirn, unserer Kommandozentrale, und dem übrigen Körper weiterzuleiten. Das geschieht in zwei Richtungen: Die sensorischen Nerven nehmen Reize – innere wie äußere – wahr und leiten diese Information an das Gehirn weiter. Das könnte im Bereich der Haut beispielsweise das Gefühl von Kälte oder Berührung sein. In die umgekehrte Richtung leiten Nerven Befehle aus dem Gehirn an die betreffende Körperregion weiter. Hier unterscheidet man motorische Nerven, die die Bewegung steuern, von sekretorischen. Ein Beispiel: Nehmen wir einen Bissen eines leckeren Essens in den Mund, so fangen wir an zu kauen. Diesen Befehl haben die motorischen Nerven vom Gehirn an die Kaumuskulatur weitergeleitet. Gleichzeitig beginnen die Speicheldrüsen, Speichel zu produzieren. Die Aufforderung dazu kommt ebenfalls vom Gehirn, und zwar über die sekretorischen Nerven. „Hmm, lecker!", denken wir dann. Das tun wir, weil die sensorischen Nerven diese Botschaft von den Geschmacksknospen ans Gehirn gesendet haben. Im Bereich von Hals und Nacken ist vor allem das Halsnervengeflecht von Bedeutung. Es ist ein Zusammenschluss der oberen vier Rückenmarksnerven (Spinalnerven). Diese vier Nerven werden auch als Halsnerven bezeichnet. Ein Teil dieses Halsnervengeflechts nimmt Reize von der Haut auf, und zwar im Bereich des Halses bis zum Ohr und Unterkieferrand und nach unten bis unterhalb des Schlüsselbeins. Der motorische Teil steuert die Muskeln des Zungenbeins, des oberen Trapezmuskels (der z. B. beim Schulternhochziehen beteiligt ist) und des Kopfwender-Muskels (siehe Seite 31). Auch der Zwerchfellnerv, der für die Zwerchfellmuskulatur zuständig und damit wichtig für die Atmung ist, entspringt aus dem dritten bis fünften Halssegment (C3-C5) des Rückenmarks und ist Teil des Halsgeflechts.

Wandern wir die Wirbelsäule noch ein Stückchen tiefer, gelangen wir an die unteren Wirbel der Halswirbelsäule und die ersten beiden Brustwirbel. In diesem Bereich, auch Armgeflecht genannt, entspringen die Nerven des Schultergürtels und der Arme.

Zu den Spinalnerven kommen nun noch die zwölf Hirnnerven hinzu. Sie treten – mit einer Ausnahme – direkt aus dem Gehirn aus und versorgen vor allem die Organe des Kopfes wie Ohren, Augen, Mund und Nase. Einer dieser Hirnnerven ist uns schon begegnet: der Trigeminus-Nerv. Die Halsnerven und einige Hirnnerven stehen miteinander in Verbindung.

Sind nun die Muskeln im Schulter-Nacken-Bereich dauerhaft angespannt, wird auf die Nerven Druck ausgeübt. Das Gleiche gilt für eine ungünstige Haltung der Halswirbelkörper, z. B. infolge allzu langen Sitzens oder einer häufig eingenommenen „unphysiologischen" Arbeitshaltung. So können blockierte Halswirbel oder verspannte Muskeln auf die Nerven zu den Augen, Ohren, Kiefergelenken, dem Gesicht und dem Gehirn drücken. Hier helfen vor allem Dehnübungen für den Nackenbereich, wie z. B. das Kinn eng zum Brustbein heranzuziehen. Übungen finden Sie z. B. im 1. Übungsprogramm (Seite 47), 6. Übungsprogramm (Seite 66) und 7. Übungsprogramm (Seite 70).

Äußerst sensibel: der Hinterhauptsnerv

Ein wichtiger Nerv des Halsnervengeflechts ist der Hinterhauptsnerv, Nervus occipitalis. Genau genommen sind es zwei Nerven, die jeweils paarig angelegt sind: der kleine und der große Hinterhauptsnerv. Der kleine Hinterhauptsnerv ist ein sensibler Nerv und versorgt die Hinterhauptsgegend. Er verläuft am Rand des Kopfwender-Muskels. Der große Hinterhauptsnerv versorgt die kleinen Nackenmuskeln und die Haut des Hinterkopfes. Auf seinem Weg zum Hinterhaupt durchbohrt er den Trapezmuskel.

Die Nervenaustrittspunkte des paarig angelegten großen Hinterhauptsnervs finden Sie als zwei kleine Mulden an der Schädelbasis, rechts und links der Mitte. Die kleinen Hinterhauptsnerven liegen etwas mehr seitlich (nach außen). In diesen Mulden treten die Nerven durch Muskellücken nach außen.

Da der Hinterhauptsnerv durch tiefe Muskelschichten hindurch verläuft, reagiert er sehr sensibel auf deren Anspannung. Wenn Sie beispielsweise einmal morgens mit Kopfschmerzen aufwachen, dann kann das daher kommen, dass die Nervenaustrittspunkte zugeschwollen sind und dadurch die Nerven eingeengt werden. Die Schmerzen breiten sich dann vom Nacken über den Kopf nach vorne aus.

Wichtig ist es daher, diese Nervenaustrittspunkte zu entlasten. Das geschieht zum einen durch eine aufrechte Haltung, zum anderen durch aktive Entspannung der Muskeln. Durch geeignete Übungen werden die Muskeln wieder besser durchblutet und versorgt, und die Nervenaustrittspunkte bleiben weit und unbelastet.

Auch hier hilft es, den Nacken zu dehnen und dadurch Verspannungen zu lösen. Übungen dazu finden Sie im 3. Übungsprogramm (Seite 56) und im 6. Übungsprogramm (Seite 66). Sehr wohltuend ist es, im Sitzen den Oberkörper auf den Oberschenkeln abzulegen und dann die Arme und den Kopf ganz schwer zwischen den Beinen herabhängen zu lassen.

Wird der Hinterhauptsnerv dauerhaft gereizt, kann es zu einer Okzipitalis-

▼ Das Halsnervengeflecht: Die paarigen kleinen und großen Hinterhauptsnerven treten am Hinterhaupt aus.

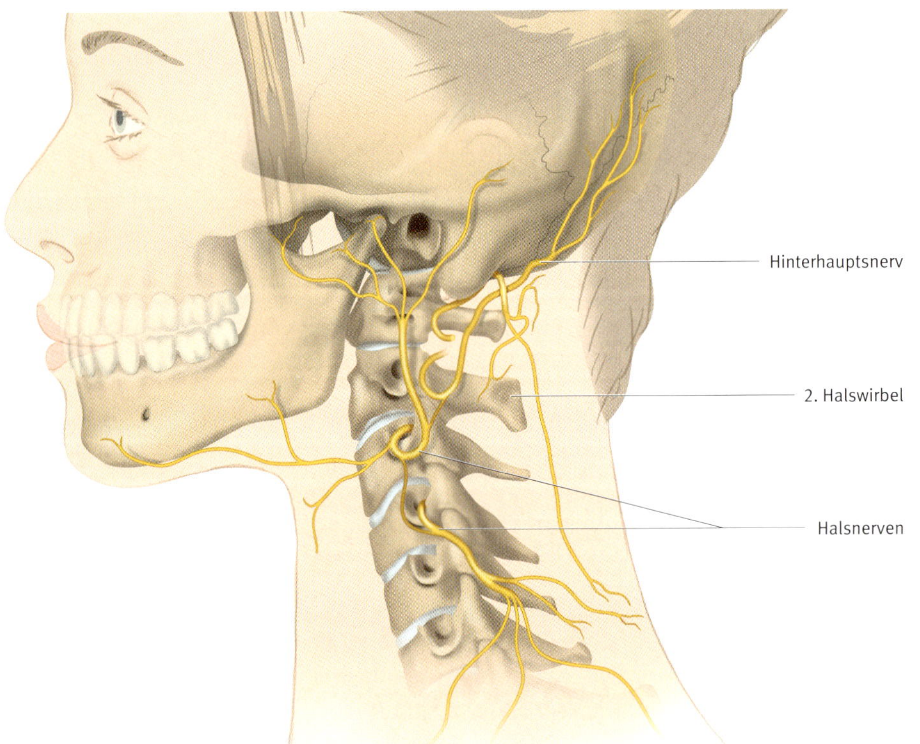

Neuralgie kommen. Diese Nervenschmerzen breiten sich im gesamten Versorgungsgebiet des Hinterhauptsnervs aus. Auch beim Cluster-Kopfschmerz kann der Hinterhauptsnerv eine Rolle spielen. Unter Cluster-Kopfschmerz versteht man einseitig auftretende, extrem starke Schmerzen im Bereich der Schläfen und der Augen. Es hat sich gezeigt, dass in einigen Fällen die Kopfschmerzen verschwinden, wenn der Hinterhauptsnerv betäubt wird.

Sorgt bei Stress schnell für Verspannung: der Beinerv

Ein Hirnnerv – das waren die Nerven, die nicht aus dem Rückenmark, sondern direkt aus dem Gehirn entspringen – verdient noch einmal eine besondere Aufmerksamkeit. Es ist der Nervus accessorius, wörtlich übersetzt der zusätzliche Nerv oder Beinerv. Er versorgt unter anderem den seitlichen Halsmuskel, den Kopfwender-Muskel und den oberen Anteil des Trapezmuskels mit Nervenimpulsen (siehe Seite 28). Er wird in jeder Stresssituation, ob körperlicher oder seelischer Natur, aktiv. Wenn wir uns ärgern, Angst vor einer Prüfung haben, uns im Straßenverkehr aufregen oder einfach vor dem Computer sitzen und ein Problem konzentriert bearbeiten, gibt das Gehirn über den Beinerv den Befehl an die Muskeln, sich anzuspannen, zur Abwehr oder zum Kampf bereit zu sein.

Da der Beinerv direkt auf den Trapezmuskel und den Kopfwender wirkt, werden in Stresssituationen zu allererst diese Muskeln angespannt, also die Schultern hoch- und der Kopf nach vorne gezogen. Studien haben gezeigt, dass sich in Stresssituationen sofort nach den Nackenmuskeln die Kiefermuskeln anspannen und erst dann durch die absteigenden Nervenimpulse die Bauch- und Rückenmuskeln. Das Problem unserer Zeit: Auf die Anspannung folgt keine körperliche Aktion, sodass die Muskeln angespannt bleiben. Statt der Ruhephase kommt bald die nächste Stress- oder Anspannungssituation, und das führt zu Dauerstress in den Muskeln.

Dauerstress (dies können auch sorgenvolle, grüblerische Gedanken sein, die man nicht loslassen kann) führt zu einer Daueranspannung des oberen Trapezmuskels und der seitlichen Schultermuskulatur. Bei keinem der anderen Muskeln um die Wirbelsäule herum findet man diesen direkten Zusammenhang zwischen Hirnnerven, Stress und Muskulatur. Deshalb werden die Schulter- und Nackenmuskeln auch oft als unsere „Stressmuskeln" bezeichnet.

Die Entspannung der „Stressmuskeln" bewirkt nicht nur eine Entspannung im Schulter-Nacken-Bereich, sondern wirkt sich auf den gesamten Körper aus. Geeignete Übungen siehe Seite 47, 50, 70 sowie alle Übungen aus dem Wohlfühlprogramm Seite 80 bis 87.

Aber nicht nur das Gehirn sendet bei Stress die Botschaft an die Muskulatur. Auch andersherum funktioniert der Informationsweg: Halten wir den Kopf dauerhaft in einer ungünstigen Position oder ziehen wir bei Stress die Schultern hoch, werden die Nerven (bzw. Druckrezeptoren) stetig gereizt und geben die Information an das Gehirn zurück: Stress, Gefahr. Das Gehirn gibt daraufhin den Befehl, die Muskeln noch mehr anzuspannen, denn so arbeitet unser Gehirn seit alters her. Es löst den sogenannten Rückzugsreflex aus, der uns zur Abwehr oder zum Kampf bereit macht und der uns die Schultern hochziehen lässt, um das wichtige Gehirn und den Nacken zu schützen. Ein Teufelskreis entsteht.

Gegenspieler: Sympathikus und Parasympathikus

In unserem Nervensystem gibt es zwei Systeme, die sich wie Gegenspieler verhalten. Es sind das sympathische und das parasympathische Nervensystem. Der Sympathikus ist der Teil, der unseren Körper in erhöhte Leistungsbereitschaft versetzt. Er wird auch als Stressnerv bezeichnet. Wird der Sympathikus erregt, z. B. wenn wir Angst haben oder unter Stress stehen, steigt der Blutdruck, das Herz schlägt schneller, und wir fangen an zu schwitzen. Gleichzeitig wird die Aktivität von Magen und Darm verringert. All das dient einem Zweck: Der Körper wird auf eine außergewöhnliche körperliche Anstrengung vorbereitet.

Der Gegenspieler, der Parasympathikus, übernimmt die Funktion des Ruhenervs. Er steuert den Stoffwechsel und sorgt dafür, dass wir uns regenerieren und die körperlichen Reserven wieder auffüllen.

In unserem Alltag ist meistens der Sympathikus aktiv, während der Parasympathikus weniger Gelegenheit hat, uns und die Organe zur Ruhe kommen zu lassen. Entwicklungsgeschichtlich betrachtet reagierte der Mensch auf eine Erregung des Sympathikus mit Flucht oder Angriff. Bei dieser Anstrengung konnte sich der Körper abreagieren, und es folgte automatisch eine Ruhephase, in der er sich wieder erholen konnte. Heute reagieren wir auf Stress selten mit körperlicher Anstrengung. Oft sitzen wir am Schreibtisch, und eine Stressphase jagt die andere. Dann klingt die Alarmbereitschaft nicht völlig ab, was unter anderem dazu führt, dass die Muskeln dauerhaft angespannt bleiben.

Bei Dauerstress – ob psychisch oder durch Druck von außen – ist der Stressnerv permanent aktiv, das Gleichgewicht zwischen Parasympathikus und Sympathikus ist gestört. Bewusste Entspannung hilft, zwischen diesen beiden Nerven wieder ein Gleichgewicht entstehen zu lassen.

Gut versorgt: Blutgefäße der Halsregion

Sauerstoff und Nährstoffe gelangen über das Blut in die Gewebe. Gleichzeitig werden mit dem Blut Kohlendioxid und Abbauprodukte des Stoffwechsels aus den Geweben wegtransportiert. Eine optimale Blutversorgung ist daher für jedes Gewebe, vor allem aber für das Gehirn, unerlässlich. Die Hals-Nacken-Region und der Kopf werden von vier großen Arterien versorgt: Hinten liegen die rechte und linke Wirbelarterie, an den Seiten die zwei Halsschlagadern.

Die Querfortsätze der Wirbel besitzen auf beiden Seiten kleine Öffnungen, durch die die Wirbelarterien verlaufen. An jedem Halswirbel zweigen Gefäße von dieser Arterie ab, um die umgebende Muskulatur zu versorgen.

Oben führt die Wirbelarterie durch den Atlas in den Kopf und versorgt einen Teil des Gehirns. Auch der Rückenmarkkanal selbst wird von dieser Arterie versorgt. Eine Besonderheit: Beide Wirbelarterien vereinigen sich an der Schädelbasis zu einem Ring, wodurch Engstellen in einem der Gefäße durch das andere ausgeglichen werden können – eine Vorsichtsmaßnahme, denn das Gehirn reagiert sehr sensibel auf Sauerstoffmangel. Besser, als sich auf diese Vorsichtsmaßnahme zu verlassen, ist es, die Muskeln in diesem Bereich durch Übungen von Spannungen zu befreien, damit die Blutgefäße nicht eingeengt werden.

Die Halsschlagader verläuft von der Brust aufwärts zunächst entlang der Speise- und Luftröhre, und zwar am vorderen Rand des Kopfwender-Muskels. In Höhe des Kehlkopfes verzweigt sie sich in eine innere und eine äußere Halsschlagader. Die innere Halsschlagader ist für die Blutversorgung des Gehirns und der Augen zuständig, die äußere versorgt den Kopf (z. B. Gesicht, Ohren, Mund) und die oberen Halsorgane (z. B. den Kehlkopf).

Sie können die Halsschlagadern leicht ertasten, indem Sie die Finger rechts und links auf den Hals legen, und zwar gleich unterhalb des Kieferknochens.

Sind die Muskeln im Kopf- und Halsbereich dauerhaft verspannt, kann die Durchblutung der Gewebe gestört sein. Auch eine dauerhaft schiefe Kopfhaltung oder eine lange einseitige Arbeitshaltung können die Blutversorgung und damit die Versorgung mit Nährstoffen und Sauerstoff beeinträchtigen. Daher gilt: Je freier jede Arterie verläuft, desto besser werden Muskeln und Organe versorgt und desto seltener kommt es zu Verspannungen, Kopfschmerzen oder anderen Beschwerden. Geeignete Übungen finden Sie auf Seite 47, 50 und 66.

Neben Fehlhaltungen und Muskelverspannungen kann auch eine Verengung der Gefäße zur Minderdurchblutung von Kopf und Gehirn führen. Bei Arteriosklerose lagern sich Blutfette, Blutgerinnsel und kleine Mengen Kalk an den Gefäßwänden der Schlagadern ab. Wenn sich ein solches Blutgerinnsel löst, kann es mit dem Blutstrom ins

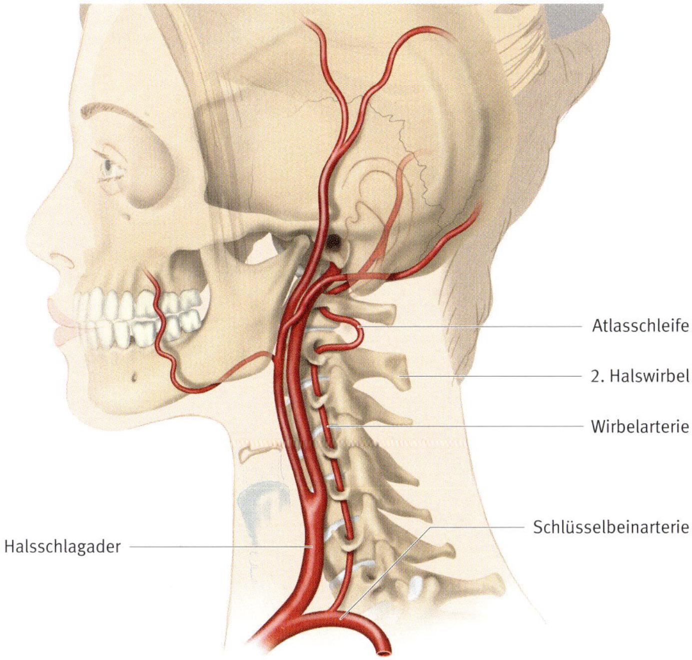

◀ Versorgen das Gehirn: rechte und linke Halsschlagader (vorne), rechte und linke Wirbelarterie (hinten).

INFO

Die Halswirbelsäule trägt mit

Auch die Arme stehen in Kontakt mit der Halswirbelsäule. Um die Arme zu bewegen, benutzen wir unter anderem die Schultermuskeln, die an der Halswirbelsäule befestigt sind. Bewegungen mit den Armen haben somit Auswirkungen auf die Halswirbelsäule, und alles, was wir tragen, hängt auch an der Halswirbelsäule.

Gehirn gelangen und dort ein Blutgefäß verstopfen. Dann werden die Teile des Gehirns, die hinter der betroffenen Stelle liegen, nicht mehr ausreichend mit Sauerstoff und Nährstoffen versorgt, es kommt zum Schlaganfall. Symptome reichen von Sehstörungen, Sprachstörungen und Schwindel bis hin zu Lähmungserscheinungen. Unbehandelt führt ein Schlaganfall zu bleibenden Schäden und oft sogar zum Tod. Daher ist schnelles Handeln wichtig, wenn die Symptome auf einen Schlaganfall hindeuten.

Wichtige Muskeln der Halswirbelsäule

Die Halswirbelsäule wird durch die Hals-, Schulter- und Rückenmuskulatur sowie durch Bänder gehalten und gestützt. Allein der Atlas wird von über 20 Muskeln gehalten und bewegt. Alle diese Muskeln sorgen dafür, dass der Kopf ausbalanciert gehalten werden kann. Optimal ist es, wenn die vorderen Halsmuskeln, zu denen auch die Zungenbeinmuskeln gehören, und die hinteren Nackenmuskeln im Gleichgewicht sind. Häufig sind jedoch die vorderen Halsmuskeln eher zu schwach und die Nacken- und die oberen Schultermuskeln eher zu verkrampft. Der Grund: Die hinteren Muskeln bewahren den Kopf davor, nach vorne zu fallen, und da wir im Alltag den Kopf häufig nach vorne beugen, haben die Nackenmuskeln besonders viel zu tun. Hinzu kommt, dass der Gesichtsschädel schwerer ist als der Hinterkopf. Wenn wir viel in vorgebeugter Haltung sitzen oder nicht aufrecht stehen, reagieren die Nackenmuskeln mit überstarker Anspannung, die oft gar nicht mehr abgebaut wird.

Für den Kopf und die Schulter-Nacken-Region sind drei Muskeln besonders wichtig: der Trapezmuskel, der Schulterblattheber und der Kopfwender (das ist der seitliche Halsmuskel). Hinzu kommen die kleinen Nackenmuskeln, die unter diesen großen Muskeln liegen. Jede Spannungsänderung in einem dieser kleinen Muskeln hinten an der Schädelbasis zieht eine Kettenreaktion der Muskulatur des gesamten Rückens bis zum Kreuzbein hinab nach sich. Meist ist die Spannung in den Muskeln nicht symmetrisch, sondern auf der einen Seite stärker als auf der anderen. Dann versucht der Partnermuskel auf der Gegenseite eine Gegenspannung aufzubauen, um den Zug, den die angespannten Muskeln ausüben, zu kompensieren. Dies setzt sich über die gesamte Wirbelsäule fort.

Die tiefen Nackenmuskeln

Dies ist die tiefste Muskelschicht im Bereich der Halswirbelsäule, die direkt den Skelettelementen aufliegt. Es gibt vier paarig angelegte Hauptmuskeln von der Größer eines kleinen Fingers, die die obersten zwei Halswirbel mit der Schädelbasis verbinden und die Bewegung in diesem Bereich ermöglichen. Sie wirken auf die Kopfgelenke und neigen den Kopf nach hinten oder schräg zur Seite. Werden sie einseitig angespannt, beugt oder dreht der Kopf sich zur Seite.

Forscher haben festgestellt, dass die Rezeptorendichte an diesen Muskeln 100-mal größer ist als an anderen Muskeln des Körpers. Deshalb werden die kleinen Nackenmuskeln manchmal auch als „zusätzliches Sinnesorgan" angesehen. Sie messen jede kleinste Bewegung des Kopfes und melden sie dem Gehirn.

Diese kleinen, „intelligenten", mit besonders vielen Rezeptoren ausgestatteten Muskeln verspannen sehr schnell. Oft liegt das an einer Fehlhaltung, wie wir sie heute allzu oft (z. B. beim vorgebeugten Stehen oder Sitzen) einnehmen. Diese Muskeln sind bei sehr vielen Menschen chronisch verspannt. Hält man den Kopf stundenlang in einer falschen Position, lernen die Rezeptoren um und fassen diese Position als „normal" auf. Deshalb spüren die meisten Menschen zunächst gar nicht, dass sie den Kopf nicht lotrecht, aufrecht tragen. Viele empfinden bei der Haltungsschulung die lotrechte, mannequinhafte Kopfhaltung zunächst als „unnatürlich", weil sie das richtige Empfinden verloren haben.

Um dies zu korrigieren, ist Dehnung und Entspannung der tiefen Nackenmuskulatur eine bedeutende Aufgabe, denn Verspannung führt oft zu Kopfschmerzen, Migräne, Sehschwäche, Tinnitus, Kiefergelenkproblemen oder Trigeminus-Neuralgie. Dauerhaft angespannte Nackenmuskeln können die obersten Kopf- und Halswirbelgelenke und die Kiefergelenke in eine Fehlstellung bringen.

Ein vorgeschobener Kopf hat immer verspannte und verkürzte Nackenmuskeln zur Folge, was wiederum Auswirkungen auf den Kiefer hat. Eine gesunde Balance des Kopfes und infolge dessen von Druck befreite Kiefergelenke erreichen Sie nur, indem Sie die Nackenmuskeln von Verspannung befreien.

> INFO
>
> **Dehnung für die Nackenmuskeln**
>
> Setzen Sie sich aufrecht auf einen Stuhl und legen Sie die Hände an den Hinterkopf. Schieben Sie dann zuerst das Kinn leicht zurück und drücken Sie den Kopf gegen die Hände. Gleichzeitig den Kopf nach oben recken und die Schultern nach unten ziehen. Dann den Kopf sanft vorbeugen und das Gewicht der Hände einfach wirken lassen. Der Atem fließt frei. Die Dehnung 10 bis 30 Sekunden halten, dann den Kopf langsam wieder anheben. Die Hände in den Schoß legen und nachspüren.

Der Trapezmuskel

Dies ist ein großer Muskel, der aus drei Teilen besteht: dem oberen, absteigenden Teil oberhalb des Schulterblatts, dem querverlaufenden Teil zwischen Brustwirbeln und Schultergelenk sowie dem unteren, aufsteigenden Teil unterhalb des Schulterblatts. Alle drei Teile bilden eine Art Trapez, daher der Name (Musculus trapezius). Uns kommt es hier vor allem auf den obe-

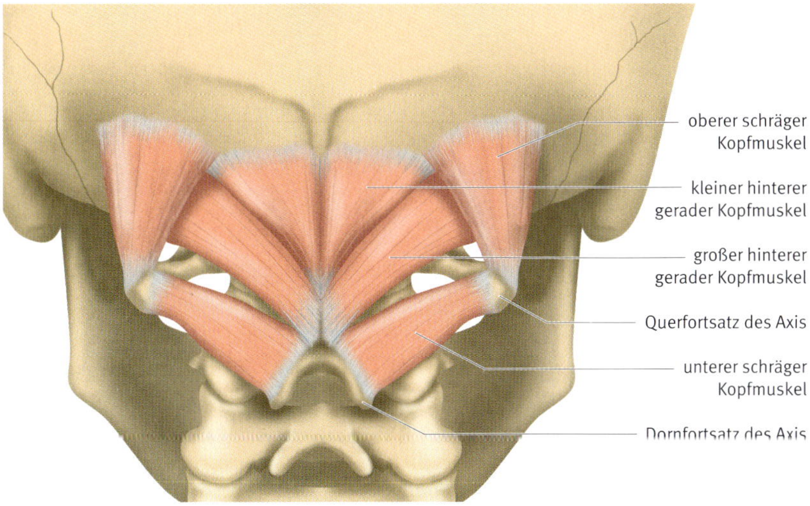

◀ Die kleinen, tief liegenden Nackenmuskeln verbinden Hinterhaupt, Atlas und Axis miteinander.

INFO

Bei Stress schnell verspannt

Der Trapezmuskel wird, wie auch der Schulterblattheber, vom Beinerv (Nervus accessorius) bewegt und versorgt. Da dieser Nerv sehr empfindlich auf Stress und Anspannung reagiert, ist der Trapezmuskel einer der ersten Muskeln, die sich bei Stress und innerer Anspannung verspannen. Bleibt er in einer Dauerspannung, kann es dazu kommen, dass er die Halswirbel aus ihrer ursprünglichen Lage bringt. Dagegen wirkt er sich im entspannten Zustand als sehr angenehm und wohltuend auf unseren geistigen und seelischen Zustand aus (Übungen auf Seite 47, 50, 62, 66)

ren Trapezmuskel an. Er entspringt an der Schädelbasis und an den Dornfortsätzen der Halswirbelsäule. Er erstreckt sich bis zum äußeren Teil des Schlüsselbeins und des Schulterblatts und zieht bis zum Schultergelenk. Gemeinsam mit dem breiten Rückenmuskel verbindet der Trapezmuskel den Rücken mit dem Arm.

Mithilfe des oberen Trapezmuskels heben und drehen wir das Schulterblatt. Er erlaubt es uns, dass wir den Arm über die Horizontale hinaus anheben. Außerdem unterstützt er den Kopfwender beim Drehen des Kopfes und ermöglicht es uns, den Kopf nach hinten zu kippen, sodass wir nach oben sehen können. Ganz wichtig: Der obere Trapezmuskel stabilisiert die Wirbelsäule im Halsbereich und unterstützt die tiefen Nackenmuskeln, wenn gleichzeitig die vorderen Halsmuskeln angespannt werden.

Wie „Anhängsel" sind die Arme an den Schulterblättern befestigt und über Muskelzüge (unter anderem Trapezmuskel und Schulterblattheber) mit der Halswirbelsäule verbunden. Das Gewicht der Arme (und dessen, was wir in den Händen tragen) überträgt sich daher auf die Halswirbelsäule. Die Arme machen etwa elf Prozent des Körpergewichts aus, also 7 bis 10 kg. Dieses Gewicht hängt an unserem Schultergürtel und zieht bei ungünstiger Haltung beträchtlich an den Halswirbeln. Da wir die Arme meistens vor dem Körper halten, müssen die Schultermuskeln bei aufrechter Haltung die ganze Zeit Haltearbeit leisten, wodurch sie meistens überfordert sind und schnell verspannen.

Ein gestörtes Muskelgleichgewicht von Arm- und Schulterbewegungen belasten die Halswirbel. Zudem haben sich die meisten von uns im Laufe der Jahre angewöhnt, die Schulter hochzuziehen, wenn sie den Arm anheben. Der Deltamuskel, er liegt wie ein Paket über dem Schultergelenk, ist eigentlich vor allem für die Armhebebewegung zuständig. Um den Arm über die Horizontale hinaus weiter anzuheben, muss das Schulterblatt sich drehen, damit der Arm nicht gegen den Knochenvorsprung des Schulterblatts stößt. Dabei kommt der Trapezmuskel ins Spiel. Er kippt, zusammen mit einem anderen Muskel, das Schulterblatt, sodass wir den Arm ganz nach

INFO

Von Muskeln gesichert: das Schultergelenk

Dass die Arme so beweglich sind, haben sie dem Schultergelenk zu verdanken. Dieses Kugelgelenk besteht aus dem Oberarmkopf und dem Schulterblatt. Es verschafft uns im Alltag die nötige Bewegungsfreiheit, ist aber aufgrund seiner lockeren Struktur auch sehr störungsanfällig. Die Stabilität erhält das Schultergelenk weniger durch knöcherne Strukturen als durch Muskeln, Kapseln und Bänder, die die Knochen in ihrer Position halten. Man spricht daher von einem muskelgesicherten Kugelgelenk. Ein solches Gelenk ist sehr verletzungsanfällig.

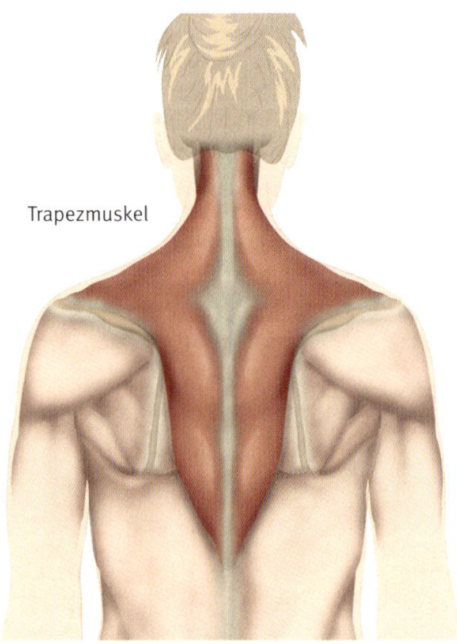

oben bringen können. Verläuft die Bewegung harmonisch und sind alle Muskeln beweglich und entspannt, ziehen die Muskeln das Schulterblatt dabei nach unten und zur Wirbelsäule hin, was die Nackenmuskulatur entlastet. Sind sie es nicht oder haben wir das ursprüngliche Bewegungsmuster verlernt, hebt sich die Schulter und der Nacken verspannt.

Beobachten Sie sich einmal selbst, wenn Sie z. B. am Schreibtisch sitzen und die Arme und Hände bewegen oder einen Tasse Kaffee zum Mund heben. Eigentlich sollten jetzt nur die Armmuskeln und der große Deltamuskel auf dem Schultergelenk arbeiten. Trapezmuskel und die Nackenmuskeln haben Pause. Aber meistens bewegt sich das Schulterblatt schon bei den kleinsten Armbewegungen mit. Beim Zeichnen, Schreiben oder Handarbeiten, immer sind die Nackenmuskeln dabei. Wenn dann noch psychischer Druck dazu kommt, werden die Schulter- und Nackenmuskeln übermäßig angespannt. Sie werden steinhart, schmerzen immer mehr und drücken die Blutgefäße und die austretenden Nerven in diesem Gebiet zusammen.

◀ Der Trapezmuskel besteht aus drei Teilen, dem oberen dünneren (absteigend), mittleren (quer) und unteren.

▶ Der Schulterblattheber entspringt an den Querfortsätzen der vier oberen Halswirbel und zieht bis zum Schulterblatt.

Der Schulterblattheber

Der Schulterblattheber (Musculus levator scapulae) ist ein „Kollege" des oberen Trapezmuskels. Er liegt weitgehend unter diesem verborgen und unterstützt ihn, indem er das Schulterblatt nach vorne–oben anhebt. Ist das Schulterblatt fixiert, zieht er die Halswirbelsäule mit dem Kopf in den Nacken und verstärkt so die natürliche Lordose der Halswirbelsäule. Bei ständig vorgeneigtem Kopf muss der Schulterblattheber eine Aufgabe einnehmen, die ihm eigentlich nicht zugedacht ist: Er wird zum Kopfhalter. Mit der Zeit verkürzt er sich und verspannt sich schmerzhaft. Durch übermäßige Beanspruchung wird er müde und „sauer". Er arbeitet wie ein Motor, der sich nicht mehr abstellen lässt.

Der Schulterblattheber entspringt an den Querfortsätzen der vier oberen

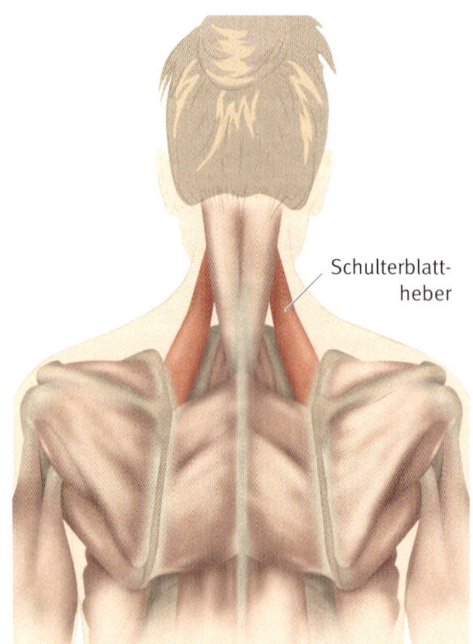

▶ Sanfte Dehnung durch Drehung des Kopfes lockert die häufig verspannten Hals- und Nackenmuskeln.

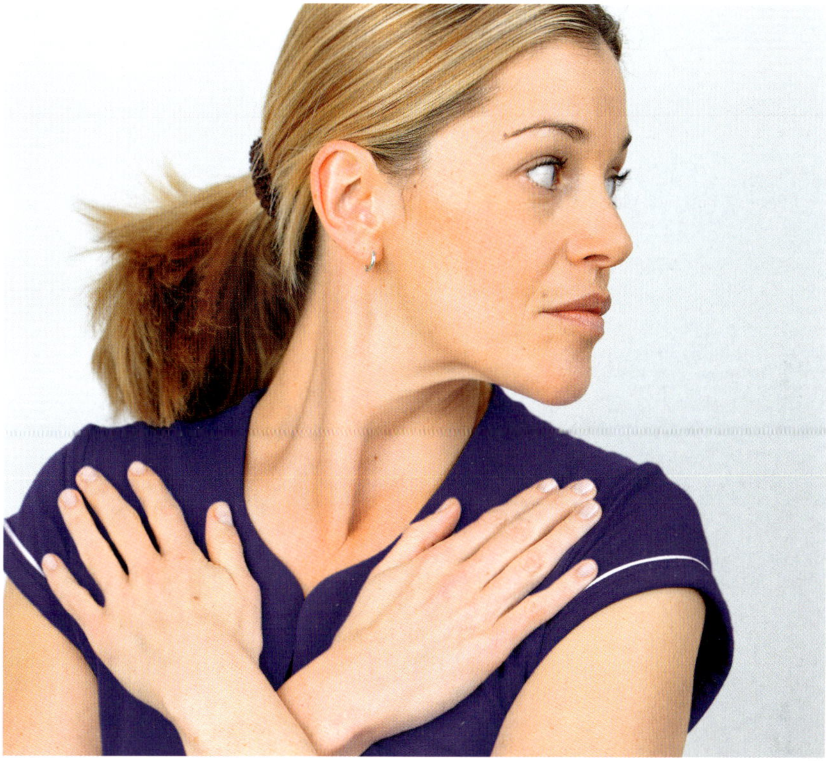

Halswirbel und zieht bis zum inneren Rand des oberen Schulterblattwinkels. Mit seinem obersten kräftigsten Ausläufer am Atlas kann der Schulterblattheber bei dauernder Anspannung (dauernd hochgezogene Schultern) diesen ersten Halswirbel drehen und dadurch in eine Fehlstellung bringen, was der Auslöser für Migräne, Schwindel und andere Beschwerden sein kann. Geeignete Übungen finden Sie auf den Seiten 47, 50 und 54.

Der Kopfwender

Der Kopfwender (Musculus sternocleidomastoideus) wird wie der Trapezmuskel vom Beinerv (Nervus accessorius) versorgt. Er verläuft schräg über die Seitenfläche des Halses, beginnend hinter dem Ohr hinab zum Schlüsselbein. Aktivieren wir den Kopfwender auf einer Seite, neigt oder dreht sich der Kopf zur Seite. Spannen wir ihn auf beiden Seiten gleichzeitig an, hebt sich das Kinn.

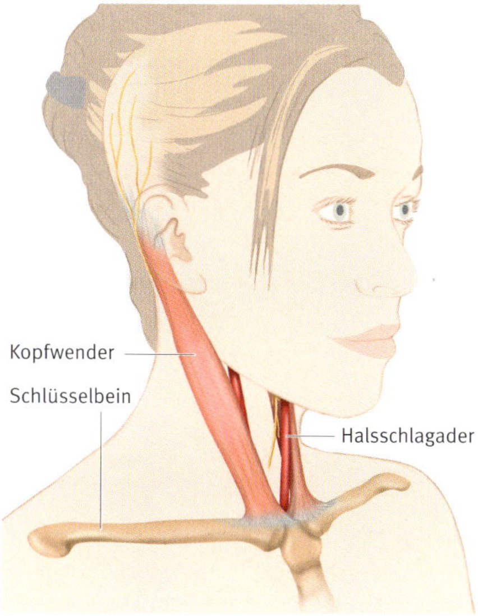

◀ Der Kopfwender beginnt hinter dem Ohr und verläuft schräg über den Hals bis zum Schlüssel- und Brustbein.

Am hinteren Rand des Kopfwenders verläuft der große Hinterhauptsnerv, am vorderen Rand die Halsschlagader. Ist der Muskel verspannt, wird auf Nerv und Arterie Druck ausgeübt. Ein verspannter Kopfwender kann die Ursache für Migräne oder Tinnitus sein.

Tinnituspatienten berichten, dass Massagen im Bereich des Kopfwenders einen starken Einfluss auf das Ohrgeräusch haben. Kein Wunder, denn Blut und Lymphe kommen dadurch schnell wieder in Fluss.

In Stresssituationen gibt das Gehirn den Befehl an diesen seitlichen Halsmuskel und den Trapezmuskel „Achtung Gefahr", um den so wichtigen Kopf- und Nackenbereich zu schützen. Deshalb sind diese beiden Muskeln so oft verspannt.

Was passiert, wenn Muskeln schmerzen?

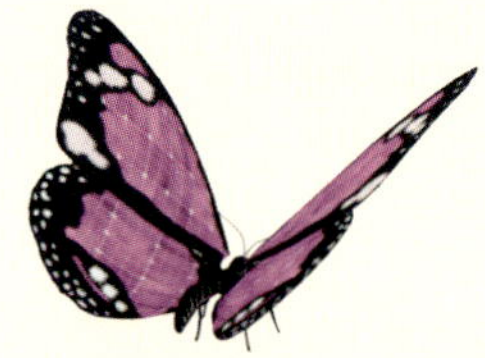

Für den Körper ist Schmerz ein lebenswichtiges Warn- bzw. Schutzsignal, das dem Gehirn körperliche Störungen meldet. Der Schmerz wirkt wie eine körpereigene Alarmanlage. Das ist zunächst sinnvoll, denn so können Schäden verhindert werden. Halten wir beispielsweise den Kopf lange über den Schreibtisch gesenkt, tut uns irgendwann der Nacken weh. Der Schmerz sagt uns, dass die Nackenmuskeln eine Ruhepause brauchen, um sich zu regenerieren. Stehen wir dann auf, lockern die Muskeln und bewegen Kopf und Arme, ist auch der Schmerz verschwunden – die Muskeln senden nicht länger ihren Warnruf.

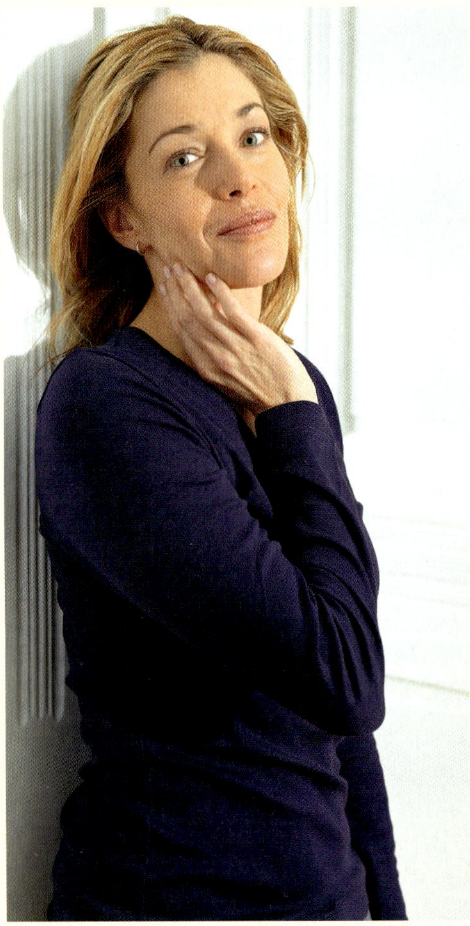

Wird der Schmerz chronisch, hat er seine Alarmfunktion verloren. Oft reagieren die Nerven übersensibel, schlagen ständig Alarm und melden dem Körper manchmal sogar dann noch Schmerzen, wenn der eigentliche Auslöser schon längst nicht mehr vorhanden ist. Das nennt man Schmerzgedächtnis.

Die Empfindung des Schmerzes wird durch Schmerzrezeptoren aufgenommen und an das Gehirn weitergeleitet. Die Rezeptoren bilden das verzweigte Ende von Nervenfasern und melden punktgenau, wo es weh tut. Es gibt sie überall in unserem Körper: oberflächlich in der Haut, aber auch in der Tiefe, in Muskeln, Sehnen, Bändern und in einzelnen Organen. Besonders dicht sitzen die Rezeptoren in der Haut, in den Muskeln, dem Übergang der Muskelsehnen an den Knochen, in Gelenkkapseln und Bändern.

Ist ein Muskel verspannt, dann ist sein Tonus, sein Spannungszustand, erhöht. Dadurch ist der Muskel verkürzt und fühlt sich hart an. Und er tut weh. Die Ursache für den Muskelschmerz wird in einer lokalen Stoffwechselstörung im Muskel gesehen. Bei dauernd angespannten Muskeln werden Nervenfasern, die durch den Muskel ziehen, komprimiert, und auch die feinen Blutgefäße werden zusammengedrückt. Dadurch ist die Durchblutung des Muskels stark herabgesetzt und folglich die Sauerstoff- und Nährstoffversorgung sowie der Abtransport von Abfallstoffen vermindert.

Ausgelöst werden solche Muskelverspannungen, in der Fachsprache Myalgie genannt, meistens durch Überanstrengung, einseitige Haltungs- und Bewegungsmuster, durch die eine bestimmte Region permanent beansprucht wird, oder durch eine zu schwache Muskulatur. Auch psychische Anspannung kann dazu führen, dass sich die Muskeln schmerzhaft verspannen. Ein angespannter Muskel kann die Wirbel, auf die er einwirkt, aus ihrer eigentlichen Position bringen. Der Atlas beispielsweise gerät häufig in eine Fehlstellung, wenn die Muskeln auf einer Seite mehr angespannt sind als auf der anderen. Auch das kann schmerzhaft sein und sich bis zum Becken fortsetzen.

Verspannte Muskeln können auch auf das Einzugsgebiet von Nervenfasern an der Wirbelsäule drücken und bringen damit die Nerven dazu, Schmerzsignale zu senden. Das kann bei der Trigeminus-Neuralgie oder dem Ischias-Syndrom der

◀ Halten Sie täglich kleine Entspannungspausen ein, um Muskeln, Nerven und Bandscheiben zu entlasten.

▶ Dehnen, räkeln und strecken Sie sich auch im Alltag immer wieder, besonders, wenn Sie viel am Schreibtisch sitzen. Das entspannt die Nacken- und Schultermuskeln.

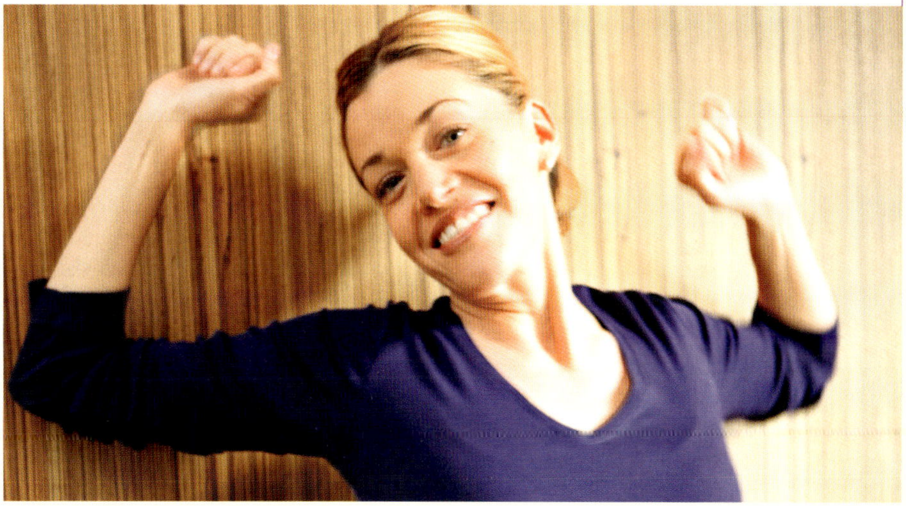

Fall sein. Auch verschobene Bandscheiben oder Gelenke können auf austretende Nerven drücken. Letztlich rührt aber auch das meistens von verspannten, Druck ausübenden Muskeln her.

Ständig unter Spannung

Wenn die Muskeln verhärtet und chronisch angespannt sind, ohne dass wir uns dessen bewusst sind, nennt man das auch sensomotorische Amnesie. Dann funktioniert die Kommunikation vom Muskel zum Gehirn und wieder zurück nicht mehr. Wahrnehmung und Bewegung sind nicht mehr aufeinander abgestimmt. Unsere Muskeln sind aktiv, und wir merken es nicht.
Viele von uns stehen heute unter Daueranspannung, sind extremem Leistungsdruck ausgesetzt. Wir wollen oder können den Ärger oder die Unzufriedenheit, die wir verspüren, nicht zeigen. Früher oder später schlägt sich das auf die Muskulatur von Schultern, Nacken, Hals und Kiefer nieder. Hält der Zustand an, gewöhnen wir uns daran und nehmen die Anspannung der Muskeln gar nicht mehr bewusst wahr. Dann gräbt sich ein unbewusstes Verspannungsmuster im Gehirn ein. Die Schulter-, Nacken- und Kiefermuskeln bleiben dauerhaft angespannt.
Jedes Ungleichgewicht in der Muskulatur hat ein Ungleichgewicht im gesamten Körper zur Folge. Wenn ein Muskel verkrampft und angespannt ist, versucht ein anderer, die Spannung zu kompensieren. So kann es zu einer Dysbalance im gesamten Bewegungsapparat kommen.

Chronische Muskelanspannung bedeutet, dass die natürliche Elastizität und die Fähigkeit eines Muskels, sich auf einen Reiz hin zu strecken und zu kontrahieren, eingeschränkt ist. Folglich ist der Tonus im Ruhezustand nicht mehr bei null Prozent, sondern höher, der betreffende Muskel fühlt sich hart an. Das bedeutet nicht, dass er schwach ist und deshalb trainiert und aufgebaut werden müsste. Das Gegenteil ist der Fall. Der Muskel ist stark entwickelt, allerdings durch die permanente Anspannung müde und überarbeitet. Wie ein Motor, der sich nicht mehr abstellen lässt, läuft er und läuft und verbraucht Energie.
Mit den geeigneten Entspannungsübungen lassen sich muskuläre Verspannung z. B. im Nacken oder im Kieferbereich lösen. Oft müssen wir allerdings erst wieder lernen, die Muskeln locker zu lassen und den Entspannungszustand wahrzunehmen. Das gelingt am besten, wenn in der Entspannungsphase auch der Geist zur Ruhe kommt.

INFO

Entspannt und achtsam

Lernen Sie, den Entspannungszustand von innen her zu fühlen, bewusst wahrzunehmen, dann wird die muskuläre Entspannung länger anhalten. Seien Sie also bei den Übungen später „ganz dabei“, fühlen Sie die Entspannung bewusst mit, nehmen Sie sie wahr und genießen Sie sie. Atemübungen sind ein guter Trick, das Gedankenkarussell anzuhalten und ein besseres Körperbewusstsein zu entwickeln.

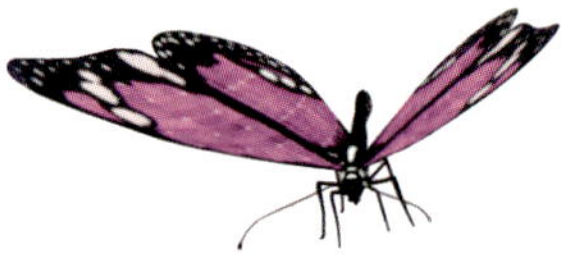

Häufige Beschwerden bei Verspannungen

Das Kiefergelenk ist zwar eins der kleinsten Gelenke in unserem Körper, dennoch ist es für die Statik und Haltung des Kopfes mitverantwortlich, genauer gesagt ist es sogar in die Statik des ganzen Körpers mit eingebunden. Das Gleiche gilt für die Halswirbelsäule. Stimmt die Symmetrie in den Kiefer- und Kopfgelenken nicht mehr, können Kopf-, Gesichts-, Nacken-, Schulter- und Rückenschmerzen entstehen. Häufig treten diese Beschwerden einseitig auf. Auch Schwindel, Ohrgeräusche, Sehstörungen und Schlafstörungen lassen sich manchmal auf eine Kiefergelenkstörung oder eine Störung der Halswirbelsäule zurückführen.

Ton im Ohr: Tinnitus

Als Tinnitus werden Ohrgeräusche bezeichnet, die konstant oder phasenweise wahrgenommen werden. Manche Menschen leiden kaum unter dem Summen, Brausen oder Pfeifen im Ohr. Andere empfinden die Geräusche als beträchtlich laut und störend, besonders wenn es um sie herum leise ist, z. B. beim Einschlafen. Als Ursachen für den störenden Ton im Ohr kommen eine ganze Reihe von Erkrankungen und Reize infrage, z. B. konstante Lärmbelastung, ein Hörsturz, Ohrenentzündungen, Herz-Kreislauf-Erkrankungen oder seelische Belastung. Zudem besteht eine direkte Nervenverbindung von den Rezeptoren in den Nackenmuskeln zum Hörsystem im Gehirn. Dauerspannung im Nacken kann sich daher auf das Gehör übertragen. Verspannte Muskeln können außerdem die hirnversorgenden Arterien einengen, was ebenfalls zu einem Ohrgeräusch führen kann.

Auch Probleme im Kiefergelenk können die Ursache sein. Mittelohr und Kiefergelenk liegen eng beieinander. Das Kiefergelenk bildet anatomisch den vorderen Abschluss zum Gehörgang. Jede Verschiebung des Kiefergelenks kann sich deshalb auf das Ohr und das Gleichgewicht auswirken. Wird der Kiefergelenkkopf beim Schließen des Mundes weit nach hinten verlagert, kann ein enormer Druck auf zwei Nervenstränge entstehen, die zwischen dem Kiefergelenk und Mittelohr liegen.

Zur genaueren Abklärung der Ursachen sollte der Weg zu einem Hals-Nasen-Ohren-Arzt oder einem Allgemeinmediziner führen.

Wie kommt das Ohrgeräusch zu stande? Es gibt Fälle, bei denen das Ohrgeräusch objektiv vorhanden ist: So kann es z. B. bei einer Einengung der hirnversorgenden Arterien passieren, dass die Betroffenen das eigene Blut in den Ohren rauschen hören. Häufiger sind jedoch subjektive Ohrgeräusche: Hier hat das Gehirn eine akustische Wahrnehmung gespeichert und sendet diese Botschaft nun, obwohl das Geräusch nicht mehr besteht.

Unter Stressbedingungen arbeiten die verschiedenen Systeme unseres Körpers auf Höchstleistung. Auch das Innenohr wird vom Gehirn zu maximaler Empfindlichkeit aufgefordert. Kurzzeitig macht das auch Sinn: So können wir bedrohliche Situationen leichter einschätzen und Gefahren abwehren. Hält der Stress aber an, bleibt auch das Innenohr dauerhaft übermäßig aktiviert. Die Folge davon kann ein Tinnitus sein.

Tinnitus ist keine Krankheit, sondern ein Alarmsignal des Körpers. Entspannung, ein regelmäßiger Lebensrhythmus und Stressabbau können helfen.

Darüber hinaus sollten Sie versuchen, Ihr Empfinden in Bezug auf den Tinnitus umzuprogrammieren. Es ist erwiesen, dass das Gehirn, so wie es Namen oder englische Vokabeln vergisst, auch die negativen Assoziationen, die mit dem Tinnitus einhergehen, vergessen kann. Allein dadurch kann das Geräusch leiser werden, oder es wird nicht mehr als störend empfunden.

Alles dreht sich: Schwindel

Unser Gleichgewichtssinn ist dafür da, uns im Raum zu orientieren. So stellen wir fest, wo oben und unten ist, welche Körperhaltung wir gerade einnehmen und wie und wohin unser Körper beispielsweise beim Autofahren beschleunigt wird. Informationen hierzu kommen vor allem aus dem Gleichgewichtsorgan im Innenohr. Zur Orientierung nutzen wir aber auch den Gesichtssinn (Augen). Außerdem besitzen Muskulatur und Gelenke sowie die Haut Rezeptoren, die Informationen über die Körperlage und die Stellung der Arme und Beine und anderer Körperteile an das Gehirn senden.

Alle diese Informationen gelangen ins Gehirn und werden dort zusammengefasst. So entsteht ein genaues Bild von unserer momentanen Position im Raum. Um das Gleichgewicht zu halten, sendet das Gehirn dann Befehle an Muskeln und Augen, um möglicherweise mit kleinen Korrekturbewegungen für die nötige Balance zu sorgen. Wenn uns schwindelig wird, dann nehmen wir Scheinbewegungen unseres eigenen Körpers oder unserer Umwelt wahr. Dann stimmen die verschiedenen Informationen, aus denen das Gehirn unsere Position berechnet, nicht mehr überein. Im Auto beispielsweise meldet das Auge Bewegung, Innenohr, Muskeln und Gelenke melden das Gegenteil – schließlich sitzen wir bewegungslos auf dem Autositz. Schwindel kann aber auch als Begleiterscheinung – oder Hauptsymptom – einer Vielzahl von Erkrankungen auftreten, z. B. des Herz-Kreislauf-Systems. Durchblutungsstörungen und eine ungenügende Sauerstoffversorgung des Gehirns kommen ebenso infrage. Bei schweren Schwindelattacken können Übelkeit und Erbrechen oder Ohrensausen hinzukommen. Besonders bei älteren Menschen steigt die Sturzgefahr. Schwindel, auch Vertigo genannt, kann vorübergehend auftreten oder – besonders im Alter – chronisch werden.

In der Praxis zeigt sich immer mehr, dass der Schwindel in sehr vielen Fällen von verspannten Muskeln ausgeht. Außerdem kann Schwindel eine Begleiterscheinung der craniomandibulären Dysfunktion (CMD) sein.

Der CMD-Dachverband weist darauf hin, dass bei vielen Patienten der Unterkiefer nach hinten verschoben ist. Dadurch werden die Gelenkköpfchen der Kiefergelenke nach hinten in Richtung Gehörgang verschoben. Dadurch verengt sich der Gehörgang, Mittel- und Innenohr werden irritiert und Nervenbahnen eingeklemmt. Die Folge kann ein Tinnitus oder Schwindel sein.

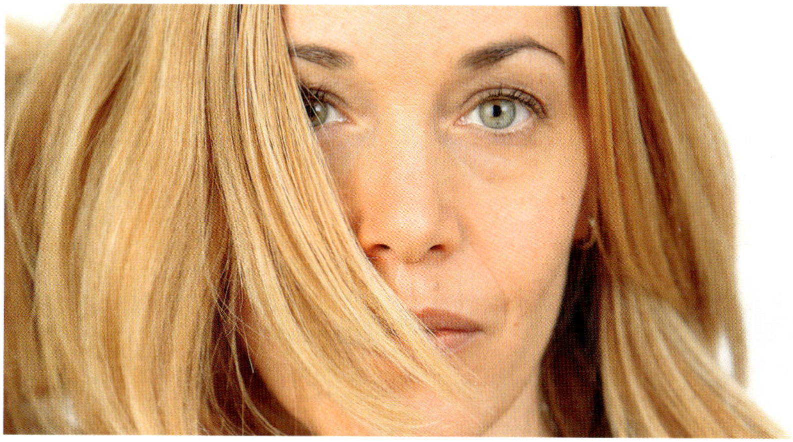

▶ Wenn sich die Welt dreht und schwankt, kann das ein Symptom z. B. für eine Herz-Kreislauf-Erkrankung sein.

Kiefer: craniomandibuläre Dysfunktion

Ein Beschwerdebild, das zunehmend häufig auftritt, ist die craniomandibuläre Dysfunktion (CMD). Dieser Begriff setzt sich aus den drei Wörtern Cranium (lat. Schädel), Mandibula (lat. Unterkiefer) und Dysfunktion (Fehlfunktion) zusammen. Gemeint sind Störungen im Bereich der Kaumuskeln und des Kiefergelenks.

Die Beschwerden bei craniomandibulärer Dysfunktion können vielfältig sein, und nicht immer wird der Zusammenhang mit dem Kiefer erkannt. Kopf- und Ohrenschmerzen, Schlafstörungen, Nackenverspannungen bis hin zu orthopädischen Problemen wie Bandscheibenschäden oder Beckenschiefstand können auftreten. Oft werden Massagen, Spritzen oder Krankengymnastik verschrieben, die oft auch kurzzeitig helfen. Nach kurzer Zeit kommen die Beschwerden jedoch zurück, da die eigentliche Ursache, die Fehlstellung im Kiefer, nicht behoben wurde. Die Ursachen für die CMD sind noch nicht eindeutig geklärt. In den meisten Fällen wird ein Zusammenspiel mehrerer Faktoren vermutet. Zu diesen Faktoren gehören Haltungsschäden, Muskelverspannungen im Kiefer, Zähneknirschen und emotionaler Stress.

INFO

Bei Beschwerden zum Arzt

Bei Verdacht auf eine craniomandibuläre Dysfunktion kann der Zahnarzt oder der Kieferorthopäde helfen. Er kann überprüfen, ob die Zähne beim Zubeißen korrekt aufeinandertreffen. Schienen, korrekte Höhen von Zahnfüllungen und Physiotherapie können das Problem aus der Welt schaffen. Auch nach Entzündungen im Zahn- und Kieferbereich sollte gesucht werden, da sie unter anderem für Ohrenschmerzen verantwortlich sein können.

INFO

Symptome bei CMD

- Knacken oder Reiben im Kiefergelenk
- eingeschränkte Kieferöffnung
- Zahnschmerzen bei intakter Zahnsubstanz
- Zahnabrieb
- verschobener Biss (Zähne passen nicht mehr genau aufeinander)
- Schmerzen in der Kaumuskulatur (Kiefer- und Schläfenbereich)
- Ohrenschmerzen
- Schmerzen, die in Gesicht, Kopf, Nacken, Schulter oder Rücken bis zum Becken ausstrahlen

Da die Kopfgelenke und der Kiefer in wechselseitiger Beziehung stehen, kann eine Verspannung und/oder Fehlstellung der Halswirbelsäule die Ursache für eine craniomandibuläre Dysfunktion sein. Um die Symptome im Kiefer zu beheben, muss in diesem Fall die Halswirbelsäule mit therapiert werden. Wichtig ist zudem, Zahnfehlstellungen zu beheben. Auch nach Zahnextraktion oder bei einer neuen Füllung, die nicht exakt angepasst ist, kann sich die Stellung des Kiefers beim Zusammenbeißen der Zähne verändern. Dann kann es sein, dass sich der Kiefergelenkkopf nach hinten in Richtung Mittelohr verschiebt und dort auf Nerven drückt. CMD, Tinnitus, Schwindel oder Schläfenkopfschmerz können die Folge sein.

Innere Anspannung: Zähneknirschen

Der Kiefer und unsere Psyche hängen enger zusammen, als uns das bewusst ist. Viele Sprichwörter sagen das aus: Wir beißen die Zähne zusammen, fressen etwas in uns hinein oder zeigen jemandem die Zähne. Manchmal klappern wir auch vor Angst mit den Zähnen oder geben zähneknirschend nach. All diese Sprichwörter haben mit Wut, Angst, äußerem oder innerem Druck zu tun, zu deren Bewältigung wir die Zähne zu Hilfe nehmen.

Gerade nachts kauen viele Menschen ihre (ungelösten) Probleme durch. Sie pressen unbewusst die Zähne aufeinander oder mahlen mit dem Kiefer hin und her. Dabei ist die Beißkraft beim Knirschen noch stärker als beim Kauen. Die deutsche Gesellschaft für Zahn-, Mund- und Kieferheilkunde (DGZMK) schätzt, dass etwa jeder dritte Deutsche nachts mit den Zähnen knirscht. Bei Kindern und Jugendlichen ist der Anteil noch höher. Das Zähneknirschen, auch Bruxismus genannt, ist die prominenteste „Nebenbeschäftigung" unseres Kausystems. Manche Menschen pressen auch die Lippen aufeinander, beißen sich auf Zunge, Lippen oder Wange, pressen die Zunge an den Oberkiefer oder kauen auf der Zunge oder auf anderen Objekten wie Kugelschreibern oder Fingernägeln herum.

Das Knirschen mit den Zähnen kann dauerhaft die Zahnsubstanz schädigen. Mit der Zeit nutzen sich aber nicht nur die Zähne, sondern auch die Kiefergelenke ab. Außerdem reduziert der andauernde Druck die Durchblutung, Sauerstoffversorgung und Ernährung des Zahnfleisches und des Knochens.

Das Fatale: Wenn wir unter Dauerspannung stehen, ein Problem nach dem anderen wälzen und dabei unbewusst die Zähne zusammenbeißen, dann gewöhnen wir uns mit der Zeit an diese Anspannung der Muskeln. Das Verspannungsmuster gräbt sich im Gehirn ein, und es erscheint uns normal, wenn die Schulter-, Nacken- und Kiefermuskeln angespannt bleiben.

> INFO
>
> **Warnsignale des Körpers**
>
> Erste Warnsignale, die auf ein nächtliches Zähneknirschen hindeuten, können morgendliche Kopfschmerzen, Schmerzen in Nacken und Schultern sowie im Schläfenbereich sein. Hinzu kommen angespannte Kaumuskeln, Kieferknacken und druckempfindliche Zähne.

Was können Sie tun?

Knirschschienen, die der Zahnarzt häufig verschreibt, schonen zwar die Zähne, das Zähneknirschen aber verhindern sie nicht. Da in fast allen Fällen Stress und psychische Belastungen die Auslöser darstellen, sind Lockerungs- und Entspannungsübungen äußerst effektive Maßnahmen. Die Übungsprogramme in diesem Buch enthalten wertvolle Übungen zur Lockerung der verspannten Kiefer-, Hals- und Nackenmuskeln. Vergessen Sie die Atemübungen nicht, sie wirken sowohl körperlich als auch psychisch entspannend und stimmen uns auf die Bewegungsübungen ein.

Gewitter im Kopf: Kopfschmerz und Migräne

Kopfschmerzen hat wohl jeder schon einmal erlebt. Wer nur gelegentlich unter Kopfschmerzen leidet, muss sich über die Ursachen wenig Gedanken machen. Anders ist es bei Migräne, die je nach Intensität das Lebensgefühl der Betroffenen zum Teil beträchtlich beeinflussen kann.

Kopfschmerz oder Migräne?

Bei Migräne tritt der Kopfschmerz meist pulsierend und oft einseitig auf. Migräneanfälle beginnen meist in den frühen Morgenstunden und können Stunden oder auch Tage dauern. Manchmal kommen Übelkeit und Erbrechen, Licht- und Lärmscheu hinzu. In sehr ausgeprägten Fällen können auch Seh- und Sprachstörungen, Lähmungen und Missempfindungen auftreten. Dann spricht man von einer Migräne mit Aura.

Die Ursachen der Migräne sind noch nicht eindeutig geklärt. Da häufig mehrere Familienmitglieder unter den anfallartigen Kopfschmerzen leiden, gilt ein genetischer Zusammenhang als wahrscheinlich. Auch Durchblutungsstörungen, hormonelle Änderungen, Unverträglichkeitsreaktionen auf bestimmte Nahrungsmittel und Medikamente sowie psychische Belastung werden als Ursachen diskutiert. Frauen haben generell ein höheres Migränerisiko als Männer.

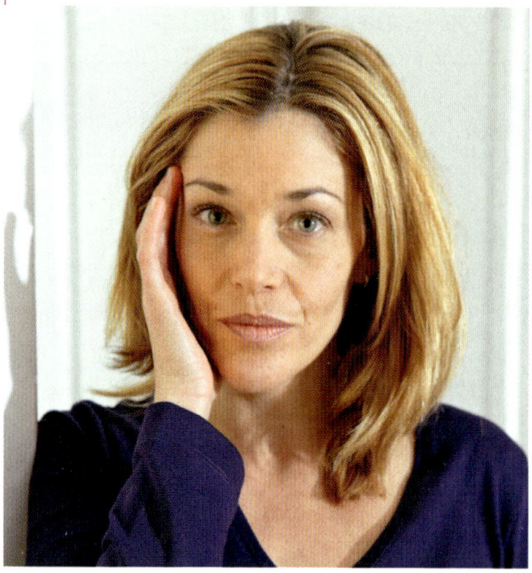

▲ Lassen Sie bei Kopfschmerzen bewusst die Schultern sinken. Eine Massage der Schläfen wirkt wohltuend.

Wenn jemand grundsätzlich zu Migräne neigt, braucht es manchmal nur geringe Reize, um einen Migräneanfall auszulösen. Zu diesen Migräneauslösern zählen psychische Belastungen wie Angst und Stress, aber auch Freude kann bei bestimmten Menschen einen Anfall auslösen. Ebenso plötzliche körperliche Aktivität, Umweltreize wie Flackerlicht, Lärm, intensive Gerüche, Wärme oder Kälte. Auch ein gestörter Tag-Nacht-Rhythmus, etwa nach einer langen Flugreise, kann Migräne auslösen.

Bei vielen Migränepatienten ist die Beweglichkeit im Genick verloren gegangen. Der oberste Halswirbel befindet sich in einer Fehlstellung, die Nackenmuskeln sind verspannt, ebenso geht es dem Trapezmuskel und dem Schulterblattheber. Die Schultern sind oft dauerhaft hochgezogen, viele Migränepatienten haben sogar Schwierigkeiten, die Schultern entspannt sinken zu lassen. Besonders stark sind diese Verspannungen oft auf der Seite, auf der der Migräneanfall auftritt.

Bei Migräne und allgemein bei Kopfschmerzen sind fast immer die Nervenaustrittspunkte am Kopf und im Nacken druckschmerzhaft. Entspannung ist daher eine wichtige Maßnahme zur Entlastung der Muskeln, Nerven und Blutgefäße in diesem Bereich.

INFO

Bei Migräne vorbeugen

Wer häufig unter Kopfschmerzen oder Migräne leidet, kann versuchen, den Schmerzattacken vorzubeugen. Entspannung hilft, ebenso ein regelmäßiger Schlaf-Wach-Rhythmus, Ausdauersport und ein Leben mit möglichst wenig Druck und Stress. Um die individuellen Migräneauslöser zu identifizieren, kann es helfen, einen Migränekalender zu führen.

Schmerzhaft: Trigeminus-Neuralgie

Der Trigeminus-Nerv ist der fünfte und stärkste der insgesamt zwölf Hirnnerven (siehe Seite 23). Er wird auch als Drillingsnerv bezeichnet, denn er teilt sich in drei Äste auf: Den Augennerv, den Oberkiefernerv und den Unterkiefernerv. Der Trigeminus-Nerv leitet Sinnesinformationen aus dem gesamten Gesichtsbereich direkt zum Gehirn. Zusätzlich innerviert er die Kaumuskulatur und das Kiefergelenk, gibt Informationen von hier an das Gehirn weiter und leitet in umgekehrter Richtung Befehle vom Gehirn an den Kiefer. Wird der Nerv an einer Stelle an seinem Austrittsgebiet aus dem Hirnstamm gedrückt oder gar beschädigt, kann das starke Schmerzen hervorrufen. Diese Erkrankung nennt man Trigeminus-Neuralgie. Sie führt zu anfallartigen Gesichtsschmerzen, die besonders im Bereich der Kaumuskulatur, der Lippen, Zunge oder Wangen auftreten.

Kurz und heftig

Die Schmerzen der Trigeminus-Neuralgie zählen zu den stärksten Schmerzen überhaupt, sie treten plötzlich und meist nur für wenige Sekunden bis Minuten auf. Betroffene charakterisieren sie oft als „Messerstiche".

Oft tritt die Erkrankung ohne erkennbaren Grund auf, sodass nur Vermutungen über die Ursachen existieren. So wurde bei Operationen festgestellt, dass häufig ein direkter Kontakt zwischen Trigeminus-Nerv und einer Arterie, die das Kleinhirn mit Blut

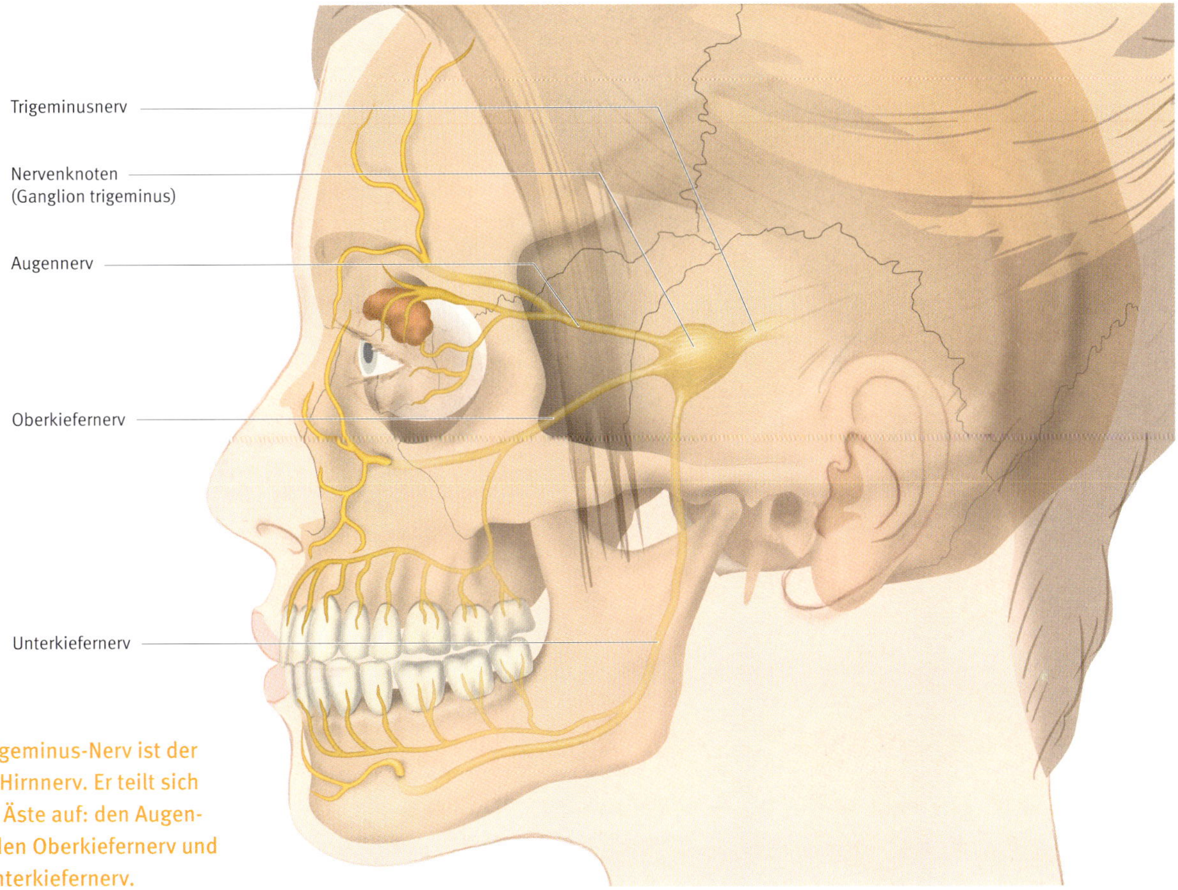

▶ Der Trigeminus-Nerv ist der fünfte Hirnnerv. Er teilt sich in drei Äste auf: den Augennerv, den Oberkiefernerv und den Unterkiefernerv.

versorgt, besteht. Auch könnte der Nerv durch Berührung mit Kapillaren, also winzig kleinen Blutgefäßen, gereizt werden. Als Ursache der Neuralgie kommen zudem verschiedene Grunderkrankungen in Betracht, z. B. Arteriosklerose, Multiple Sklerose, Augenerkrankungen, Nebenhöhlenentzündungen. Auch Erkrankungen der Zähne, Funktionsstörungen des Kiefergelenks oder schlicht ein falscher Biss können eine Rolle spielen. Wie bei der Migräne auch, können bei Menschen mit Trigeminus-Neuralgie schon geringe Reize eine Schmerzattacke auslösen. Das können sehr kleine Bewegungen sein, z. B. Lachen, Niesen, Sprechen, Kauen oder Zähneputzen, oder äußere Reize wie Berührung oder Kälte. Auch spontan, ohne Auslöser, können die Attacken auftreten. Viele Betroffene reagieren mit Rückzug und depressiver Verstimmung auf ihre Krankheit. Manche Menschen vermeiden sogar zu essen oder zu trinken, aus Angst vor der Schmerzattacke.

Therapie

Es gibt Medikamente, die den Schmerzattacken vorbeugen. Zeigen sie keinen Erfolg oder tritt eine Gewöhnung ein, stehen verschiedene operative Verfahren zur Wahl. Auch selbst können Sie einiges tun: Eine aufrechte Haltung und entspannte Kiefer- und Nackenmuskeln sind von Vorteil. Zu lernen, sich zu entspannen, ist vor allem dann hilfreich, wenn die Krankheit Sie seelisch belastet.

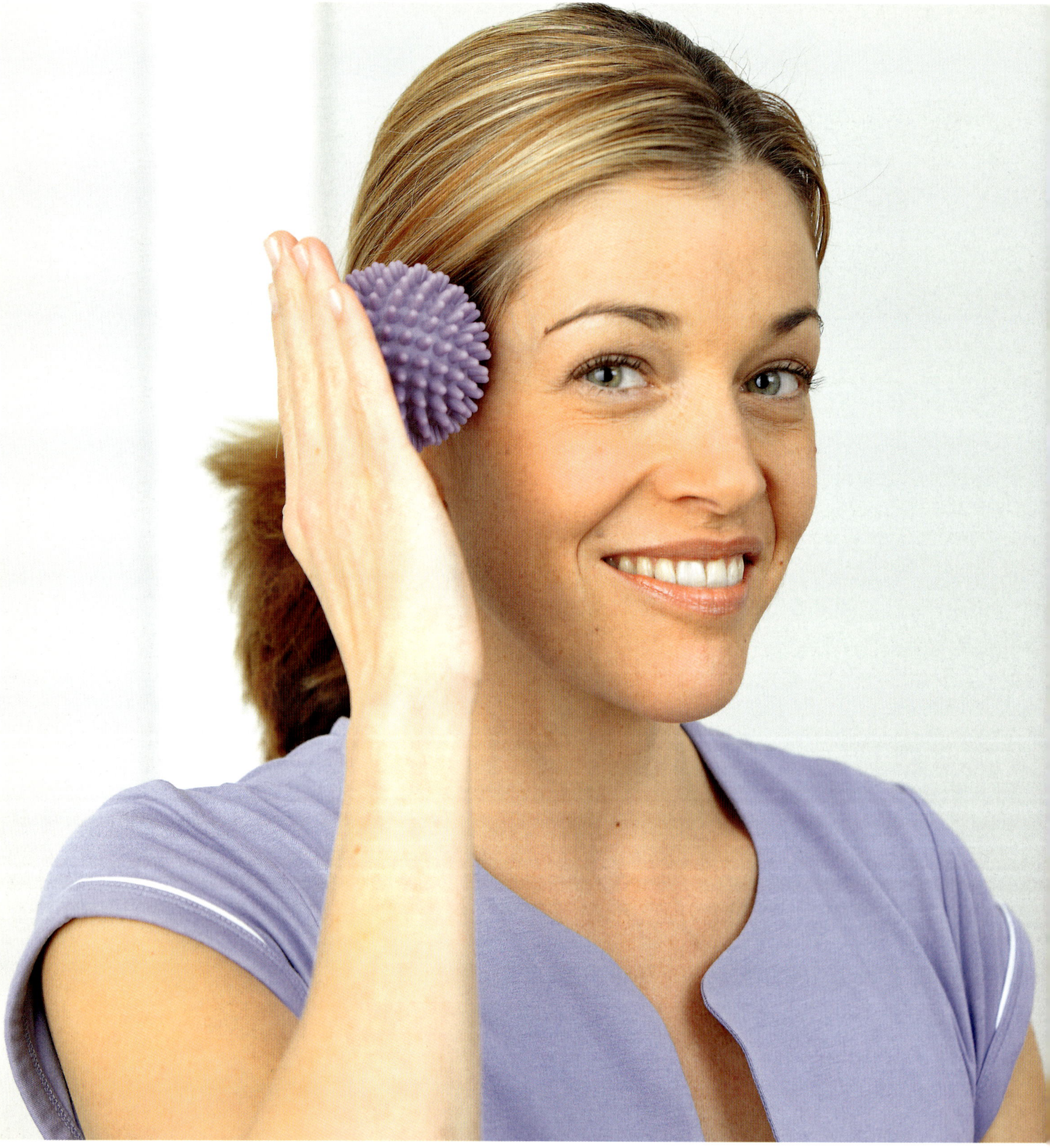

Entspannung für Kiefer, Nacken und Schultern

Jetzt kommen wir zum wichtigsten Teil: der Praxis. Sie haben die Wahl zwischen neun kürzeren Programmen, die sich ideal in den Alltag integrieren lassen, und einem etwas längeren Wohlfühlprogramm. So lockern Sie Ihre Stressmuskeln, lindern bereits bestehende Beschwerden und beugen Verspannungen vor.

Einfach entspannt durch den Alltag

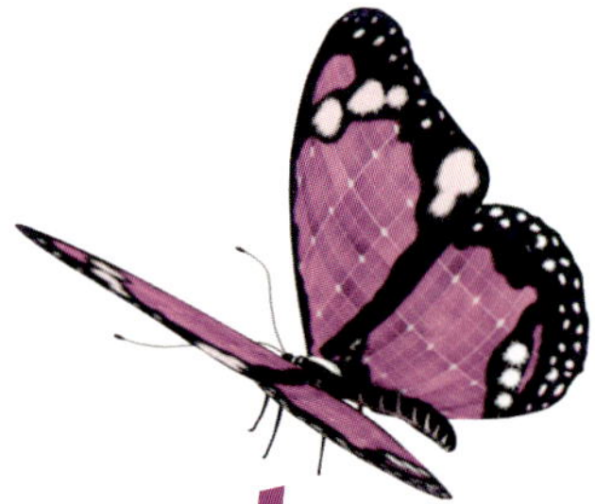

In der Einleitung haben Sie alles Wichtige über die Muskeln, Nerven und Gelenke in der Kopf-, Hals- und Schulterregion erfahren. Die Muskeln in diesem Bereich reagieren leicht auf innere Anspannung und Stress, ebenso auf Fehlhaltung, Bewegungsmangel und unphysiologische Belastung. Schnell sind die Muskeln verspannt, verhärtet und schmerzen. Um das zu verhindern, können Sie selbst etwas tun. Aber auch, wenn Sie bereits unter dem einen oder anderen Symptom leiden, ist es nicht zu spät. Vielleicht brauchen Sie eine Weile, bis Sie die verspannten Muskeln lockern und entspannen können. Aber Entspannung lässt sich lernen, und mit der Zeit wird es Ihnen immer leichter fallen, Anspannung loszulassen.

Bevor Sie starten

Die Gedanken sammeln

Zuallererst sollten Sie lernen, sich zu entspannen, Druck loszulassen und Spannung abzugeben. Dazu dient die jeweils erste Übung der Übungsprogramme. Machen Sie diese Lockerungs- und Atemübungen möglichst regelmäßig auch zwischendurch. Ganz wichtig dabei ist: Bleiben Sie während dieser und aller anderen Übungen mit den Gedanken ganz bei sich. Lenken Sie Ihre Gedanken auf das, was Sie gerade tun, und auf das, was Sie dabei empfinden. Registrieren Sie jede Körperreaktion und -empfindung. Je mehr Sie mit Ihren Gedanken bei der Sache sind, desto besser werden die Übungen wirken und desto größer ist der allgemeine Entspannungseffekt.

Versuchen Sie dabei, die Reaktionen und Empfindungen nicht zu bewerten. Nehmen Sie alles urteilsfrei wahr. Ein verspannter Muskel verdient keine Schelte, sondern Ihre liebevolle Aufmerksamkeit. Auch wenn Sie merken, dass Sie wieder einmal mit den Gedanken abgeschweift sind: Tadeln Sie sich nicht, kehren Sie einfach wieder zu ihrem Atem und der Bewegung zurück.

> INFO
>
> **So sind die Programme aufgebaut**
>
> Alle zehn Übungsprogramme beginnen mit einer Übung zur allgemeinen körperlichen und geistigen Entspannung. Das ist wichtig, denn wenn Sie insgesamt schon etwas entspannt sind, wirken die nachfolgenden Übungen umso besser. Auf die Lockerungs- und Entspannungsübung folgen Übungen, die die Muskeln im Gesicht und der Hals-Nacken-Region entspannen. Den Abschluss bildet meist eine Übung für die Kiefermuskulatur.

Zeit für Entspannung

Je nach Programm genügen 10 bis 15 Minuten für einen Durchgang. Wenn Sie wenig Zeit haben, reduzieren Sie einfach die Anzahl der Wiederholungen, haben Sie etwas mehr Zeit, wiederholen Sie die Übungen etwas öfter oder entscheiden sich für das 10. Übungsprogramm, es umfasst als einziges Programm 10 Übungen.

Sehr zu empfehlen ist es, mit diesem großen Wohlfühlprogramm (Seite 81) Ihr Entspannungstraining zu beginnen, damit Sie Entspannung wieder erlernen und erfühlen. Später machen Sie dieses etwas längere Programm immer dann, wenn Sie etwas mehr Zeit haben. Probieren Sie aus, welche Tageszeit Ihnen am besten liegt. Vielleicht machen Sie die Übungen am liebsten schon morgens, vor der Arbeit oder vor einem wichtigen Termin. Auch die Mittagspause eignet sich, ebenso kleine Pausen zwischendurch im Büro, wenn die Konzentration nachlässt oder Sie merken, dass sich Nacken oder Kiefer verspannen. Vielleicht gönnen Sie sich im Urlaub eine extra lange Einheit oder machen zwischen zwei Terminen kurz Ihre zwei Lieblingsübungen. Abends können Sie mit den Übungen allen Druck und Ärger hinter sich lassen, können entspannen und übermäßige Muskelspannung, die sich am Tag aufgebaut hat, abbauen.

Gut aufgerichtet

Beginnen Sie alle Übungen, wenn nicht anders angegeben, im Sitzen oder Stehen aus der aufrechten Haltung heraus (siehe Seite 13). Sie stehen dann aufrecht, wenn ein Betrachter ein Lot durch Ihren Körper ziehen kann: Fuß-, Knie-, Hüft- und Schultergelenke und auch das Ohr sollten sich von der Seite gesehen auf einer Linie befinden. Lassen Sie die Schultern nicht nach vorne fallen, den Kopf natürlich auch nicht. Stellen Sie sich vor, dass Sie einen Krug Wasser auf dem Kopf balancieren und schauen Sie waagerecht nach vorne. Die Knie sind dabei nie überstreckt, sondern eher ganz leicht gebeugt. Die Bauchmuskeln sind etwas aktiviert, damit Sie nicht ins Hohlkreuz fallen.

Manchmal ist ein kleiner Spiegel hilfreich, um die Übung besser kontrollieren zu können.

Richtig atmen

Fast alle lebenswichtigen Funktionen des Körpers wie Herzschlag, Verdauung, Lebertätigkeit usw. können wir durch unseren Willen nicht beeinflussen. Einzig den Atem können wir bewusst verändern. Das ist eigentlich eine gute Nachricht. Dennoch nehmen die meisten Menschen diese Möglichkeit nicht wahr.

Stattdessen atmen wir heutzutage meistens zu oberflächlich, zu flach und zu schnell. Oft werden wir schon kurzatmig, wenn wir eine geringe Steigung hochgehen oder Treppen steigen. Viele Redewendungen weisen auf unsere Atemlosigkeit hin: Wir leben in einer atemlosen Zeit und nehmen uns kaum noch Zeit zum Verschnaufen. Angst bzw. sorgenvolle Gedanken rauben uns den Atem. Stress und Anspannung schnüren uns die Luft ab. Wir haben verlernt, richtig zu atmen, das heißt, in die Tiefe zu atmen, langsam zu atmen und „gehaltvoll" zu atmen. Vielen von uns fehlt der „lange Atem", und oft sollten wir erst einmal tief durchatmen, bevor wir etwas sagen oder tun.

Der Atem reagiert auf alles, ganz ohne unser Zutun: auf jeden Gedanken, jedes Gefühl, jedes Erlebnis. Stress, Ängste, Probleme führen dazu, dass wir uns innerlich anspannen. Dann wird auch der Atem angespannt, manchmal halten wir sogar unwillkürlich die Luft an. Nach und nach verlernen wir die tiefe Atmung, sie wird oberflächlich und schnell. Die tiefen Lungenteile nutzen wir kaum noch und atmen zu kurz und zu wenig aus. Dadurch bleibt eine große Restluftmenge in der Lunge, und der Körper wird zu wenig von Abfallstoffen gereinigt.

Eine ruhige und tiefe Atmung ist der direkte Weg zu körperlichem und seelischem Wohlbefinden. Wer tief in den Bauch atmet, stimuliert die inneren Organe, verbessert die Durchblutung und den Zellstoffwechsel. Die Abwehrkräfte werden gestärkt und die Verdauung reguliert. Bedenken Sie immer: Sauerstoffmangel nehmen die menschlichen Zellen schnell übel, aber sie danken uns eine tiefe Atmung!

INFO

Volkskrankheit flache Atmung

Unter Atemexperten gilt heute allgemein als anerkannt: Die flache Brustatmung ist zu einer Art Zivilisationskrankheit geworden. Babys atmen noch tief und gleichmäßig. Der Bauch hebt und senkt sich. Der Erwachsene hat dies oft verlernt. Gründe gibt es genug: Häufiges Sitzen, Bewegungsarmut, enge Kleidung (Gürtel), die den Bauch und das Zwerchfell einengt, und der innere Druck, dem wir oft schon früh ausgesetzt sind.

So atmen Sie richtig

- Atmen Sie durch die Nase ein. Dann atmen Sie langsam entweder durch die Nase oder durch den Mund über die Lippenbremse wieder aus.
- Bei der Lippenbremse spitzen Sie die Lippen ganz leicht und lassen den Atem sanft ausströmen, als ob Sie eine Kerzenflamme zum Flackern bringen wollten.
- Lassen Sie den Atem langsam und gelöst fließen.
- Halten Sie den Atem nie an!

Die effektivste Art zu atmen, ist die Zwerchfellatmung. Dabei atmen Sie bis in den Bauch hinein. Die Bauchdecke hebt sich und weitet sich an den Körperseiten etwas. Beim Ausatmen flacht der Bauch wieder ab.

Übungsprogramm 1

Dieses Übungsprogramm können Sie bequem im Sitzen machen. Nur die ersten beiden Lockerungsübungen funktionieren im Stehen besser. Sie können die Übungen auch zwischendurch als kleine Arbeitspause in den Alltag einflechten. Dazu eignen sich besonders Übungen 1 und 2. Sie entspannen und wecken die Lebensgeister.

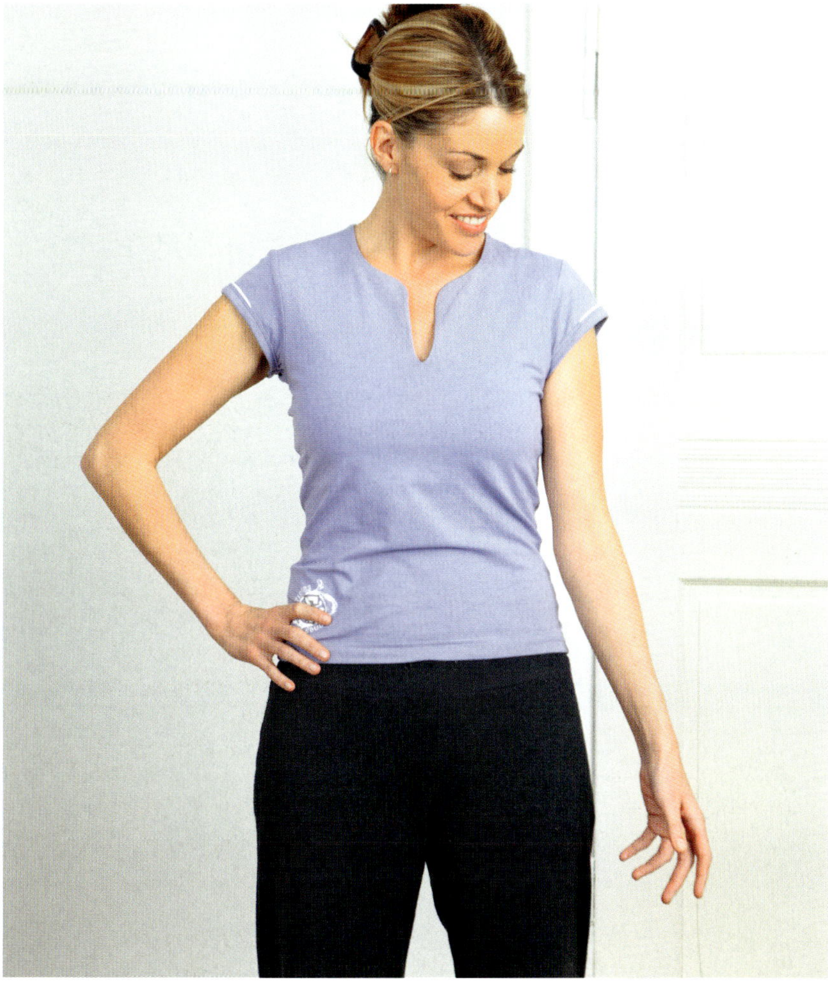

1. Füße und Hände lockern

Lockern Sie nacheinander den rechten Fuß, den linken Fuß, die rechte Hand und die linke Hand. Wiederholen Sie diesen Durchgang 4-mal. Wichtig: Eine echte Lockerung erreichen Sie, wenn Sie den Fuß aus dem Fußgelenk heraus hin und her schütteln und die Hand aus dem Handgelenk heraus. Der Fuß oder die Hand sind völlig locker dabei. Lassen Sie auch den Atem dabei ganz gelöst fließen. Sie müssen dazu nichts tun, er vertieft sich von alleine bei solchen Lockerungsübungen.

2. Gesicht ausschütteln

Dies ist eine wunderbare Übung, um die Gesichts- und Kaumuskeln vor den spezielleren Übungen vorzulockern. Am besten machen Sie diese Übung vor jedem Übungsprogramm. Auch zwischendurch im Alltag können Sie sie immer wieder einmal wiederholen.

Beugen Sie den Oberkörper leicht nach vorne und lassen sie den Kopf locker nach unten hängen. Dann schütteln Sie das Gesicht aus, sodass Wangen und Mund hin und her „schlottern“. Atmen Sie dabei auf „ooo“ oder „uuuu“ aus. Lassen Sie den Unterkiefer ganz entspannt, der Mund ist leicht geöffnet.

Setzen Sie sich nach der Übung aufrecht hin und spüren Sie der Übung nach. Nehmen Sie die Entspannung in den Gesichtsmuskeln, vor allem in den Wangen- und Kaumuskeln, wahr und genießen Sie sie. Die Übung 3- bis 4-mal wiederholen.

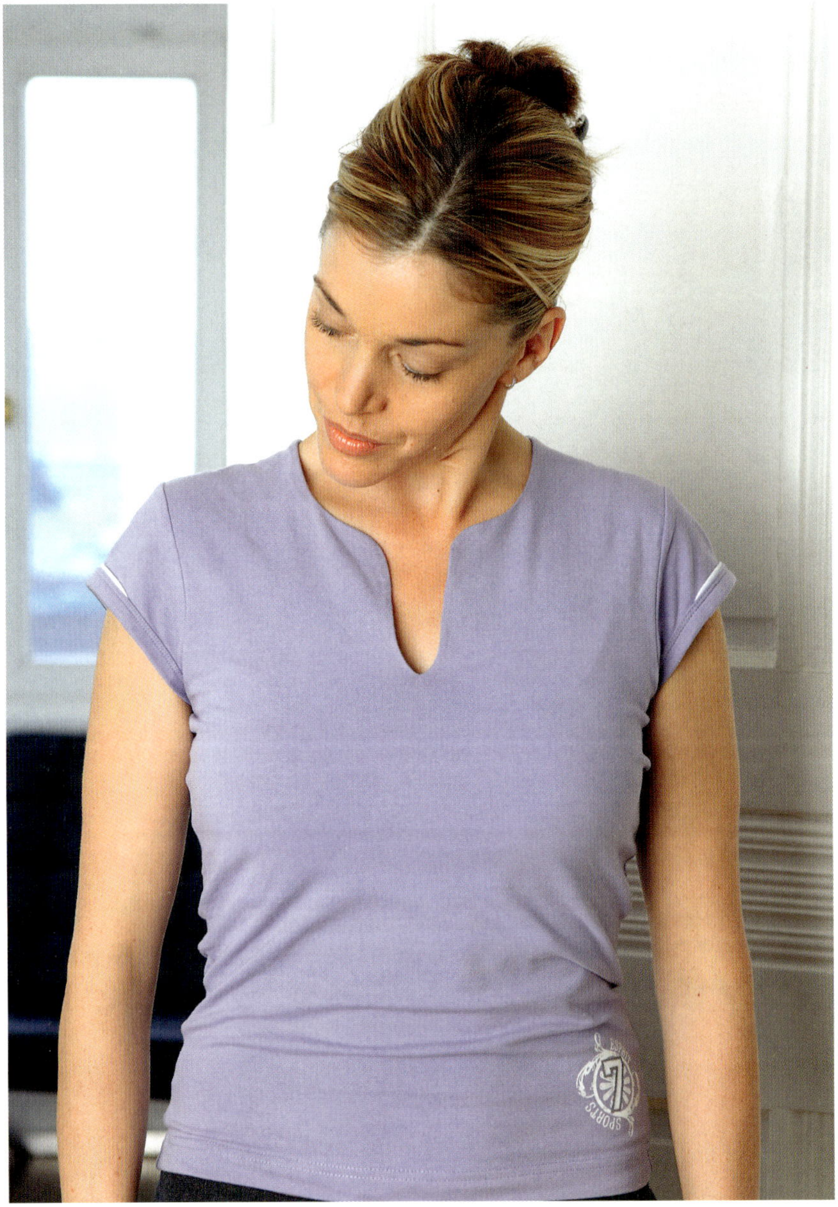

3. Aufrechter Hals, entspannter Nacken

Setzen Sie sich aufrecht hin. Beachten Sie dazu die Hinweise auf Seite 13. Setzen Sie sich auf das vordere Drittel eines Stuhls und lassen Sie die Arme einfach seitlich schwer nach unten hängen.

Kreisen Sie dann zuerst die Schultern 4-mal vor und 4-mal zurück. Führen Sie die Bewegung langsam und ausgiebig aus. Lassen Sie dann die Arme und Schultern in der Mittelposition, also nicht nach vorne hängen lassen, aber auch nicht zu sehr nach hinten ziehen. Man könnte jetzt eine Lotlinie ziehen durch das Hüft- und Schultergelenk und das Ohr.

Schieben Sie nun die Fingerspitzen beider Hände und beide Schultern nach unten in Richtung Boden. Dann ziehen Sie das Kinn in Richtung Brustbein. Halten Sie diese Dehnung 10 bis 20 Sekunden, wenn es geht, auch etwas länger. Spüren Sie die Dehnung in der hinteren Nackenmuskulatur, etwa im Bereich des Haaransatzes? Denken Sie daran, den Atem gelöst fließen zu lassen. Danach die Dehnspannung loslassen und nachspüren. 3- bis 4-mal wiederholen.

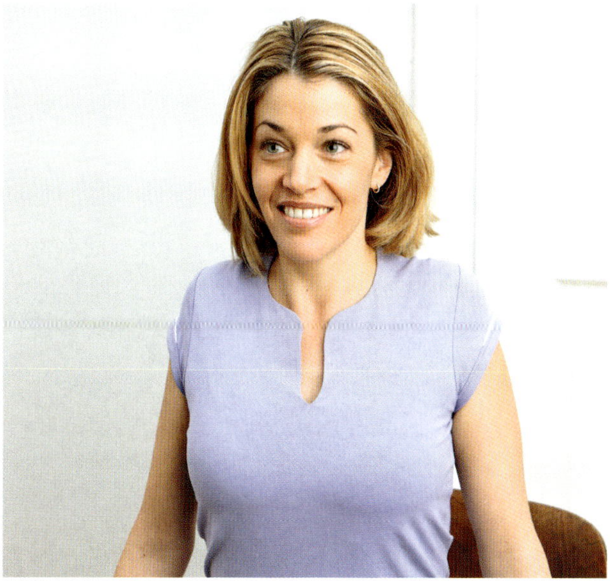

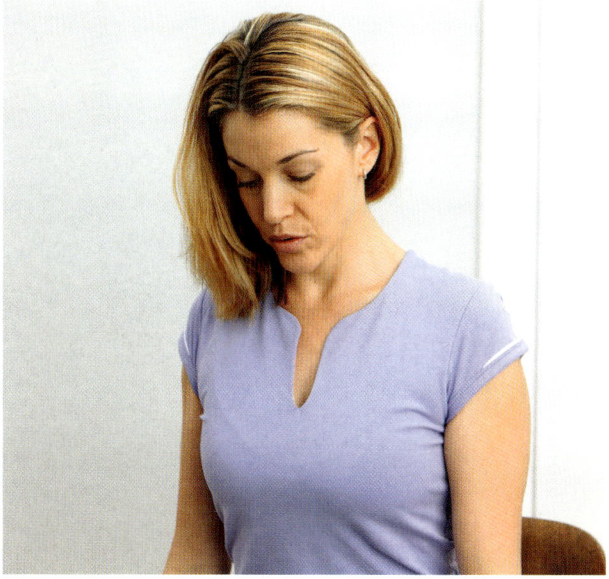

4. Kiefergelenk lockern

Legen Sie beide Mittelfinger rechts und links in die Kuhle vor den Ohrläppchen. Dort befindet sich das Kiefergelenk. Öffnen und schließen Sie einige Male den Mund ein wenig, dann spüren Sie deutlich die Bewegung des Kiefergelenkköpfchens.

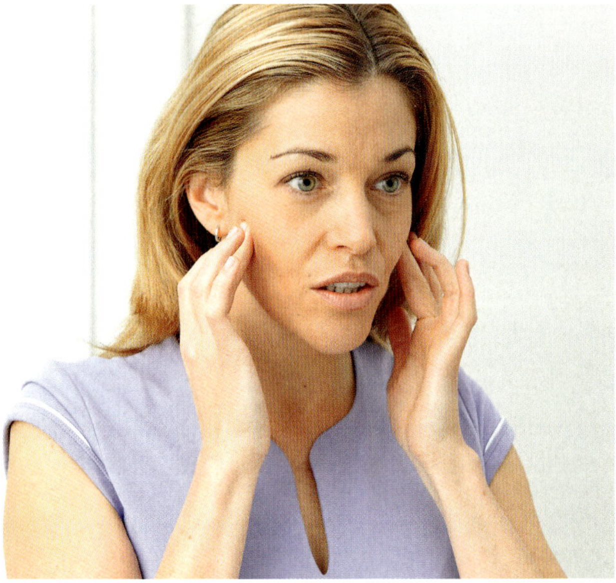

Klopfen Sie dann zuerst mit den Kuppen der Mittel-, Zeige- und Ringfinger den ganzen Bereich des Kiefergelenks ab. Der Mund ist dabei leicht geöffnet. Nehmen Sie sich dafür genug Zeit und legen Sie danach die Hände locker auf den Oberschenkeln ab, um nachzuspüren. Lassen Sie dabei die Schultern gelöst nach unten sinken.

Legen Sie jetzt die Mittelfinger genau in die Kuhle des Kiefergelenks, etwas vor dem Ohrläppchen, und drücken Sie auf der Stelle 15 bis 30 Sekunden. Danach die Hände locker auf den Oberschenkeln ablegen und nachspüren. 3- bis 4-mal wiederholen. Dieser sehr wirksame Akupressurgriff löst Spannungen im Kiefergelenk.

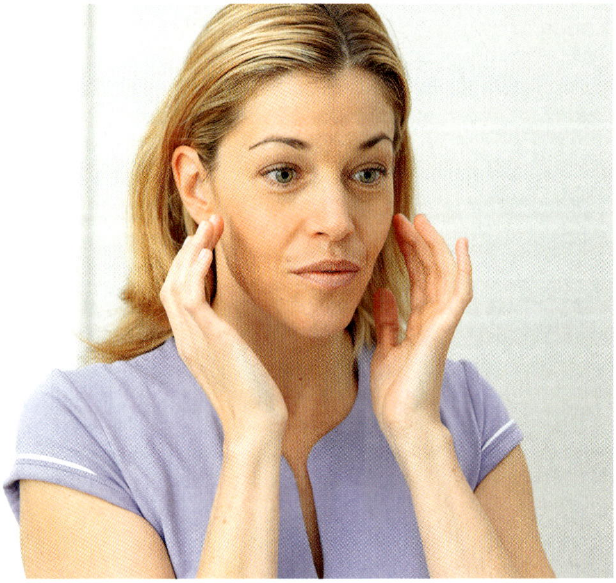

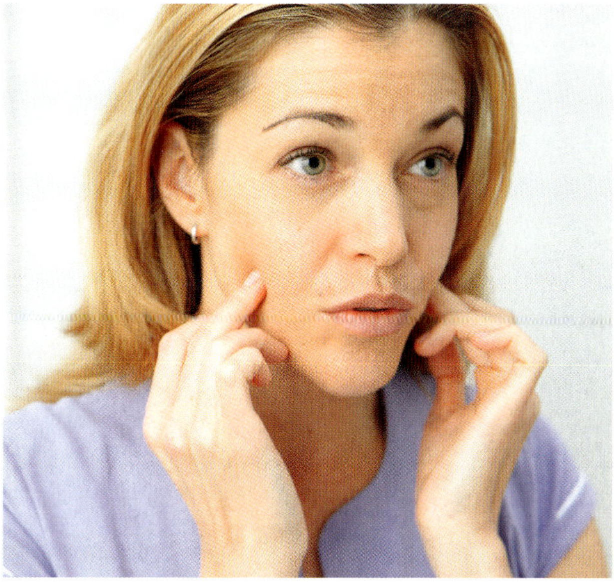

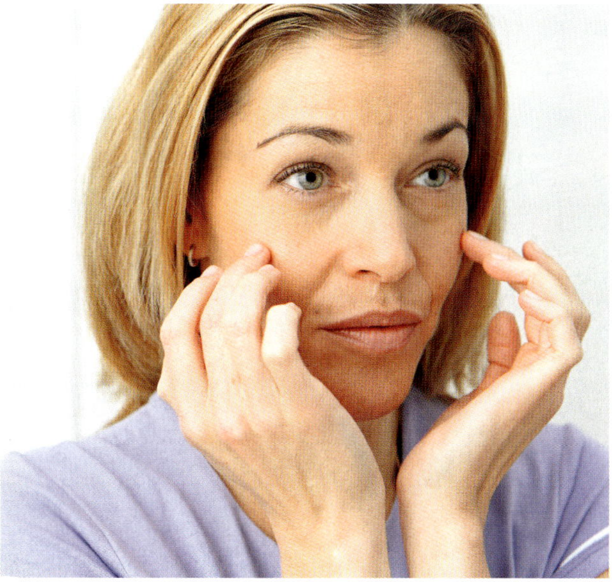

5. Die Kaumuskeln massieren

Der Masseter (Musculus masseter) ist einer von vier Kaumuskeln. Er verläuft vom hinteren Teil des Unterkieferwinkels nach oben bis zum Jochbein. Klopfen Sie diesen Bereich einige Male sanft von unten nach oben ab. Schütteln Sie dann kurz die Arme und Hände aus und massieren Sie nun den Kaumuskel von unten nach oben, indem Sie die Mittelfinger am hinteren Unterkieferwinkel ansetzen und dann in langsamen, spiralförmigen, kreisenden Bewegungen nach oben bis zum Jochbein massieren.

Variation. Legen Sie die linke Hand unter den linken Unterkieferwinkel und halten Sie die Haut auf diese Weise fest. Dann legen Sie den rechten Mittelfinger an den hinteren Unterkieferrand und massieren auf die gleiche Weise wie oben den Kaumuskel aus. Nach 4-mal die Seite wechseln. Achtung: Die Schultern dabei nicht verspannen, lieber zwischendurch die Schultern auslockern.

Klopfen Sie nun vom Kiefergelenk aus nach innen in Richtung Nase den äußeren Flügelmuskel mit den Fingerkuppen aus. Massieren Sie dann diesen Muskel mit dem Mittelfinger mit kleinen kreisenden Bewegungen. Klopfen Sie auch den oberen Kaumuskel, den Schläfenmuskel, aus und massieren Sie ihn dann mit den Mittelfingern in kleinen kreisenden Bewegungen vom äußeren Jochbein nach oben.

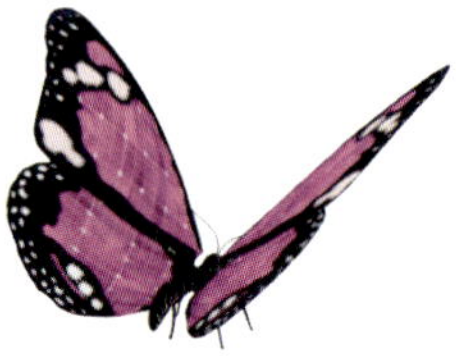

Übungsprogramm 2

Auch für das zweite Übungsprogramm dürfen Sie wieder auf einem Stuhl Platz nehmen. Mit den ersten beiden Übungen lockern Sie die Muskeln im Nacken. Menschen, die dazu neigen, die Schultern dauerhaft hochzuziehen, sei vor allem Übung 1 ans Herz gelegt. Bei Tinnitus, Kopfschmerzen und Migräne ist Übung 2 sehr wirkungsvoll.

1. Tief atmen und den Nacken dehnen

Diese Übung sorgt für eine sanfte, angenehme Dehnung in den verkürzten, verhärteten Schulter- und Nackenmuskeln. Legen Sie als Erstes die Hände auf den Bauch und atmen Sie einige Male gelöst und entspannt zum Bauch hin ein und aus. Nehmen Sie wahr, wie der Bauch sich beim Einatmen wölbt und beim Ausatmen abflacht.

Nach drei bis vier Atemzügen legen Sie den Kopf langsam auf die rechte Seite, wandern also mit dem Ohr in Richtung rechte Schulter, ohne die Schulter dabei hochzuziehen. Spüren Sie eine kleine Dehnspannung in der linken Nackenseite? Ziehen Sie bewusst auch die linke Schulter nach unten. Spüren Sie nun, wie der Einatemstrom zuerst den Bauch leicht anheben lässt und dann in die linke Nackenseite fließt und sie sanft dehnt. Beim langsamen Ausatmen ziehen Sie die linke Schulter noch mehr nach unten und lassen den Kopf zur rechten Seite hin einfach nur schwer werden. Lassen Sie den Kopf zwei bis drei Atemzüge lang in dieser Position, dann langsam anheben und in Ruhe nachspüren. Danach ist die andere Seite an der Reihe.

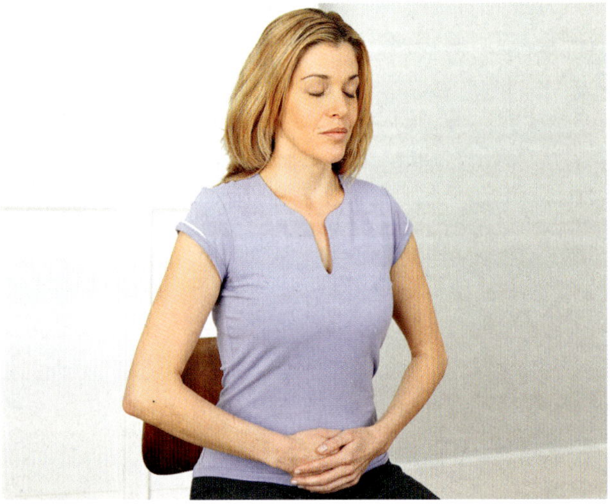

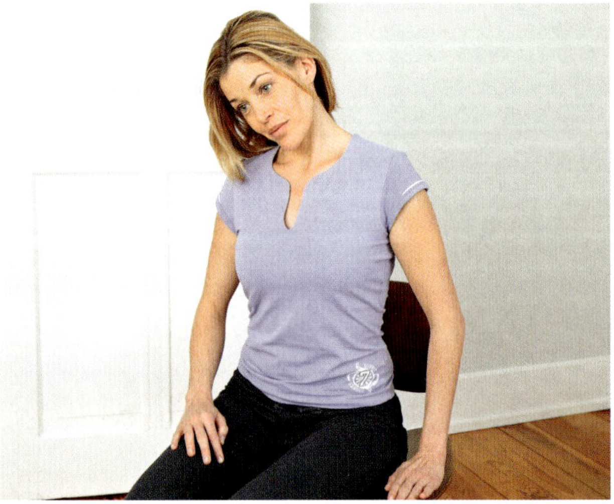

2. Kleine Nackenmuskeln entspannen

Da die kleinen Nackenmuskeln so schnell auf Stress und Anspannung reagieren, sind sie oft besonders verspannt. Das kann eine Vielzahl von Beschwerden auslösen, deshalb ist eine Entspannung dieser Muskeln besonders wichtig.

Beugen Sie den Kopf ein wenig nach vorne und legen Sie die Finger beider Hände auf den Hinterkopf, die Daumen liegen auf den Schädelbasisknochen neben den Ohren. Drücken Sie dann mit den Daumen in der Kuhle direkt neben den Ohren nach oben gegen den Knochen. Sie können auch ein wenig kreisen. Nehmen Sie sich dafür 20 bis 30 Sekunden Zeit.

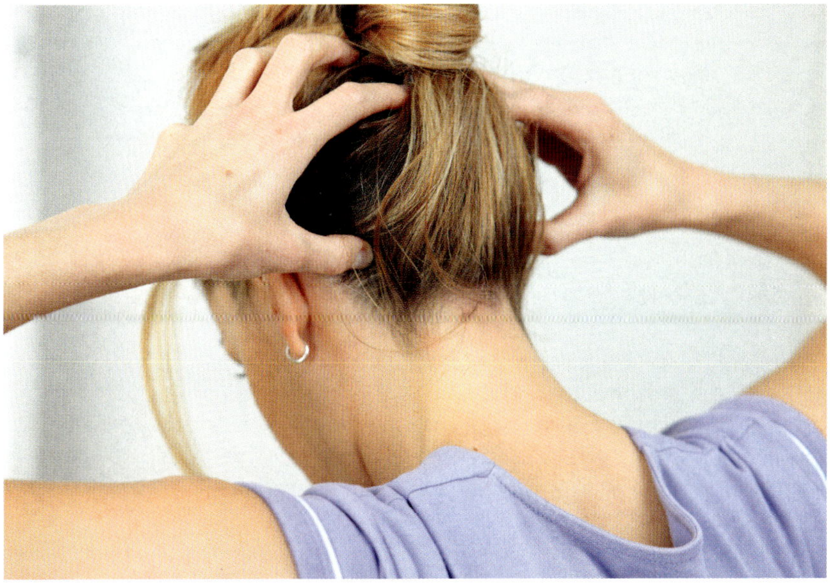

Dann die Hände kurz ablegen und nachspüren. Anschließend die Daumen weiter innen, etwa auf der Mitte zwischen Ohr und Halswirbelsäule, gegen den Knochen nach oben drücken. 20 bis 30 Sekunden, dann die Hände wieder ablegen und nachspüren. Danach legen Sie die Daumen etwa zwei Fingerbreit neben den obersten Punkt der Halswirbelsäule und drücken wieder nach oben gegen den Knochen. 20 bis 30 Sekunden, danach die Hände ablegen und nachspüren. 3 bis 4 Wiederholungen.

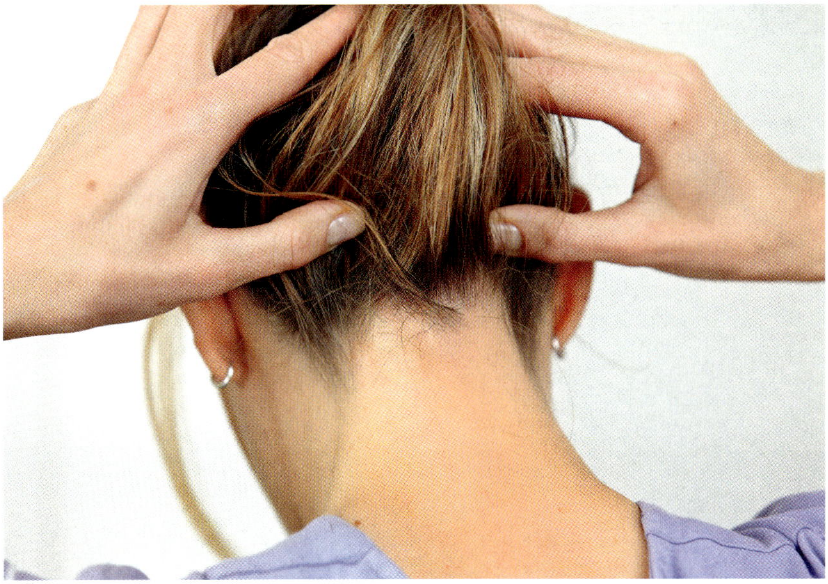

3. Kiefermuskeln und -gelenk entspannen

Neigen Sie den Kopf ein wenig nach unten und legen Sie die Fingerkuppen beider Hände auf und an die Kiefergelenke (der Mittelfinger liegt etwa in der Kuhle des Kiefergelenks). Lassen Sie zuerst die Schultern bewusst nach unten sinken und atmen Sie dann langsam durch die Nase ein. Dabei stellen Sie sich vor, zum Kiefergelenk hin einzuatmen. Danach lassen Sie den Atem durch die Nase oder den Mund (Lippenbremse) langsam und gelöst ausfließen. 3- bis 4-mal wiederholen. Der Unterkiefer bleibt währenddessen ganz locker. Danach die Hände locker auf den Oberschenkeln ablegen und nachspüren.

Klappern Sie nun ganz leicht und locker mit den Zähnen. Lassen Sie danach den Unterkiefer ganz locker und spüren Sie der entspannenden Wirkung dieser Übung mindestens 20 Sekunden nach. In dieser Zeit kann sich die Entspannung in den Kiefermuskeln und im Kiefergelenk spürbar ausbreiten. 3- bis 4-mal wiederholen.

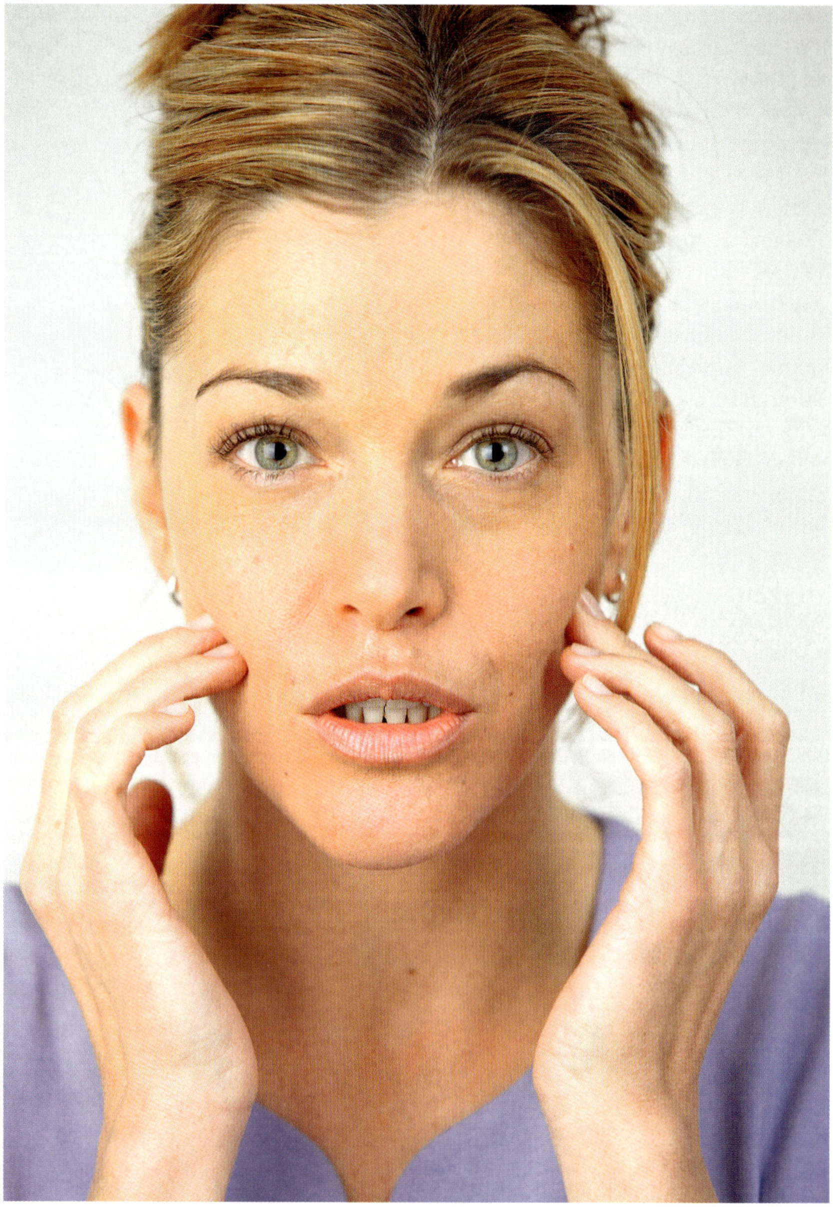

4. Kiefermuskeln klopfen & dehnen

Klopfen Sie zuallererst wie in der fünften Übung des ersten Übungsprogramms (siehe Seite 49) nacheinander den Masseter, den äußeren Flügelmuskel und den Schläfenmuskel aus. Spüren Sie dann der Übung entspannt nach.

Der Masseter ist meist verkürzt und verkrampft. Nun soll er vorsichtig gedehnt werden: Öffnen Sie den Mund und legen Sie den Daumen einer Hand an die oberen Schneidezähne, Mittel- und Zeigefinger der anderen Hand auf die unteren Frontzähne. Lassen Sie bewusst die Muskelspannung in der Kiefermuskulatur los und ziehen Sie vorsichtig und sanft mit den Fingern den Oberkiefer nach oben und den Unterkiefer nach unten. Diese Bewegung geht nur von den Händen aus, die Kiefermuskeln sind dabei völlig passiv und genießen nur diese Dehnung. Die Dehnung 15 bis 30 Sekunden halten und danach nachspüren. Nur so weit dehnen, wie es guttut!

5. Massage mit der Zunge

Setzen Sie sich aufrecht, aber bequem auf einen Stuhl. Sehr günstig ist es, wenn Sie den Kopf hinten anlehnen können. Lassen Sie dann die Zunge im Mund 4-mal rechts und 4-mal links herum kreisen. Um die Übung richtig mitzuspüren, können Sie dabei die Augen schließen, wenn Sie das als angenehm empfinden. Danach die Zunge schwer im Mund ruhen lassen und den Unterkiefer entspannt sein lassen; nachspüren.

Streichen Sie nun mit der Zunge die rechte Wangenseite innen von unten nach oben und umgekehrt einige Male aus. Lassen Sie dann die Zunge ein wenig auf dem Mundboden ruhen. Die gleiche Übung links ausführen.

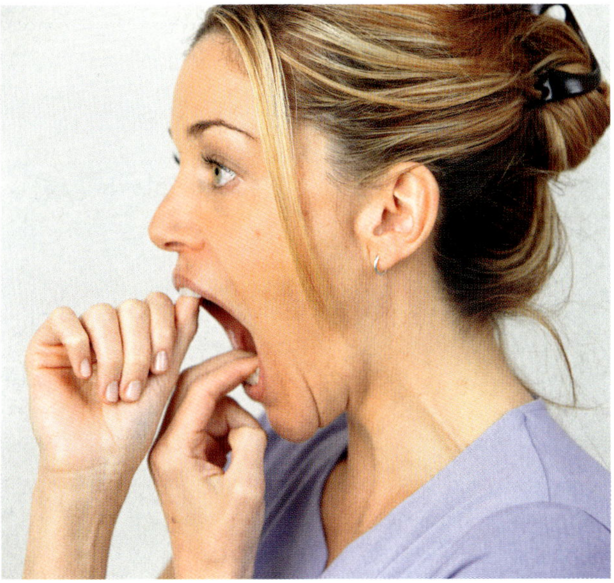

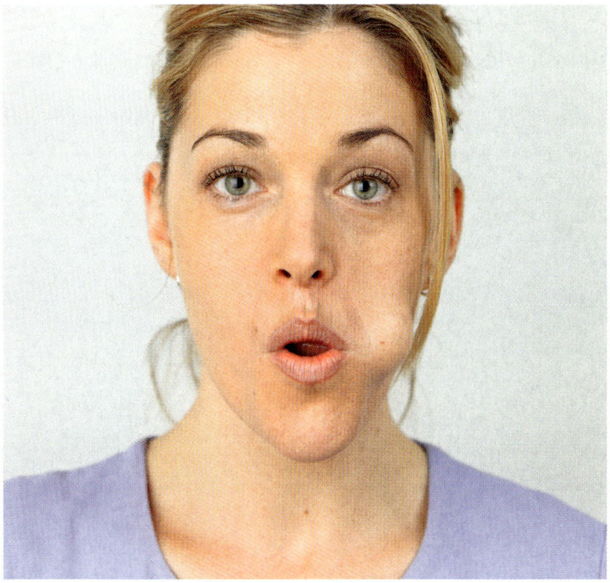

Übungsprogramm 3

Jetzt ist Haltung gefragt: Das sieht nicht nur gut aus, sondern dehnt auf besonders wohltuende Weise die Nackenmuskulatur. Auch die Kopfhaut kann verspannt sein, manche Menschen empfinden das wie einen Stahlgürtel um den Kopf. Hier wirkt die Klopfübung Wunder.

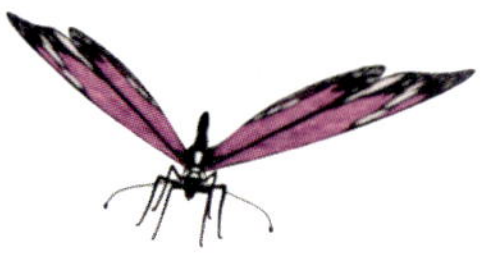

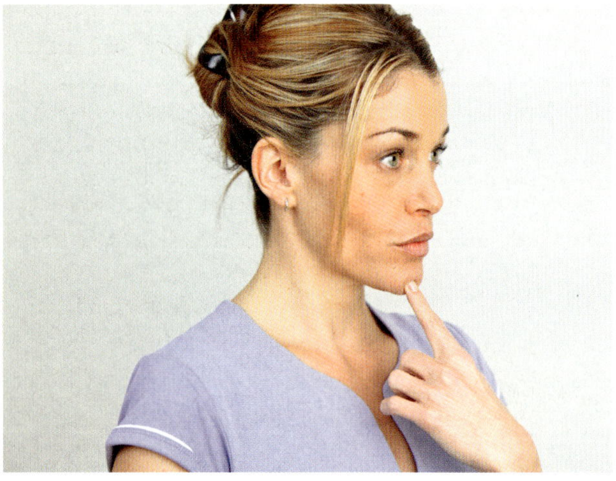

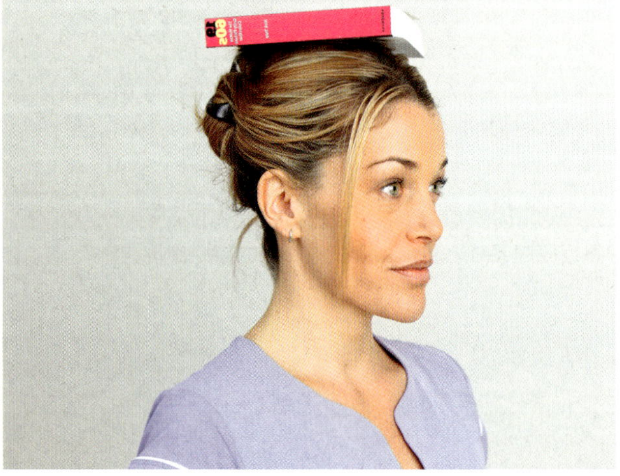

1. Kopfhaltung üben

Setzen Sie sich aufrecht auf das vordere Drittel eines Stuhls. Lassen Sie die Schultern ganz schwer sein. Achtung: Die Schultern nicht nach vorne fallen lassen. Die Schultergelenke befinden sich in einer Linie mit den Hüftgelenken.

Legen Sie dann einen Zeigefinger vorne an das Kinn und schieben Sie es etwas zurück. Gleichzeitig den Scheitel (Mittelpunkt) des Kopfes nach oben in Richtung Decke schieben. Nehmen Sie wahr, wie die hinteren Nackenmuskeln sich dabei dehnen. Die Schultern bleiben unten und die Kiefergelenke bleiben entspannt. Nach 20 bis 30 Sekunden die Dehnspannung lösen und in einer aufrechten, aber bequemen Haltung nachspüren. 3- bis 4-mal wiederholen. Wiederholen Sie diese wichtige Haltungsübung auch im Alltag immer wieder. Wenn Sie ein gutes Gefühl dafür entwickelt haben, geht es auch ohne den Zeigefinger am Kinn.

Um die richtige Haltung einzuüben, können Sie auch im Sitzen oder Stehen ein Buch auf den Kopf legen. Versuchen Sie auch, mit dem Buch auf dem Kopf im Zimmer umherzugehen.

2. Kopfhaut und Nacken abklopfen

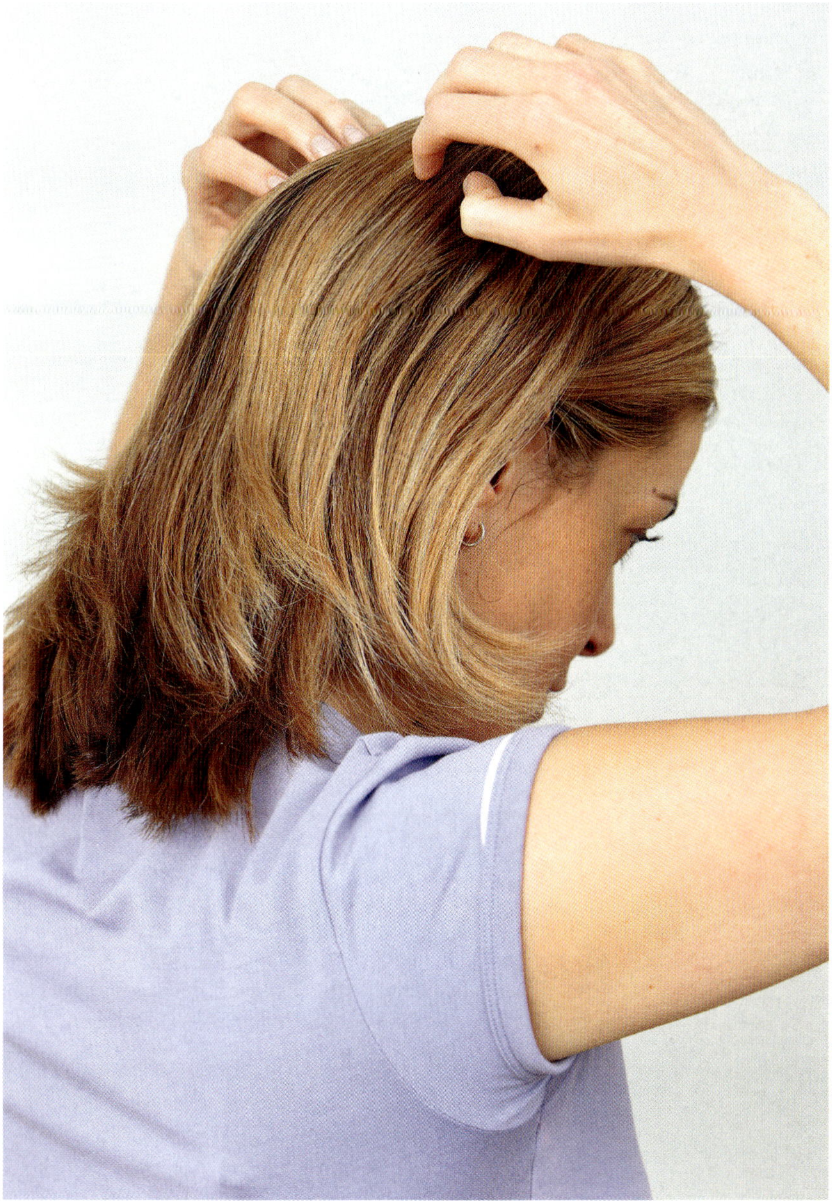

Klopfen Sie mit den Fingerkuppen beider Hände die Kopfhaut von der Stirn über den Hinterkopf bis zum Nacken aus. Zuerst in der Mitte, dann jedes Mal ein Stückchen weiter außen. Spüren Sie dann entspannt nach, wie die Kopfhaut sich jetzt anfühlt.

Beugen Sie nun den Kopf etwas vor und klopfen Sie mit den Fingerkuppen beider Hände die kleinen Nackenmuskeln von den Ohren in Richtung Halswirbelsäule aus. Achten Sie darauf, dass Sie dabei den Unterkiefer entspannt und die Lippen leicht geöffnet lassen. Danach die Hände locker auf den Oberschenkeln ablegen und eine Weile nachspüren.

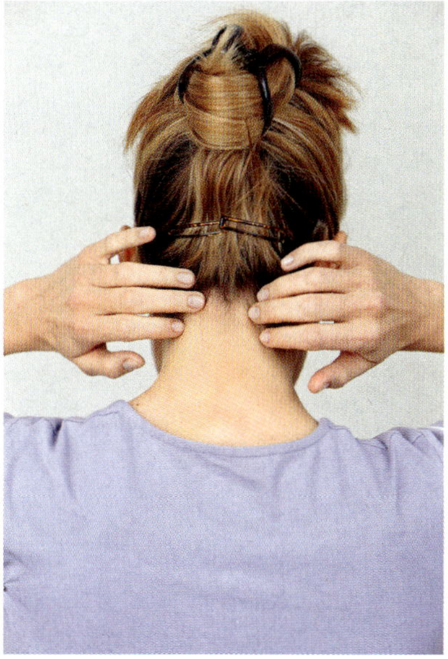

3. Kopfgelenke lösen

Achten Sie bei den folgenden Übungen darauf, dass der Unterkiefer entspannt und die Lippen leicht geöffnet sind. Schauen sie etwa 10 bis 100 Meter waagerecht nach vorne. Dann tun Sie so, als ob Sie Nein sagen würden und bewegen den Kopf in schnellen, aber kleinen Bewegungen hin und her. Senken Sie dabei den Kopf langsam nach vorne und senken Sie das Kinn immer mehr in Richtung Brustbein. Der Oberkörper bleibt aufrecht, nur die Halswirbelsäule wird langsam vorgebeugt. Am Schluss befindet sich das Kinn nah am Brustbein. Danach den Kopf wieder anheben. Lassen Sie sich Zeit zum Nachspüren. 4- bis 6-mal wiederholen.

Nicht erschrecken, häufig knirscht es bei dieser Übung in den Kopfgelenken. Das ist ein Zeichen, dass Spannungen sich lösen.

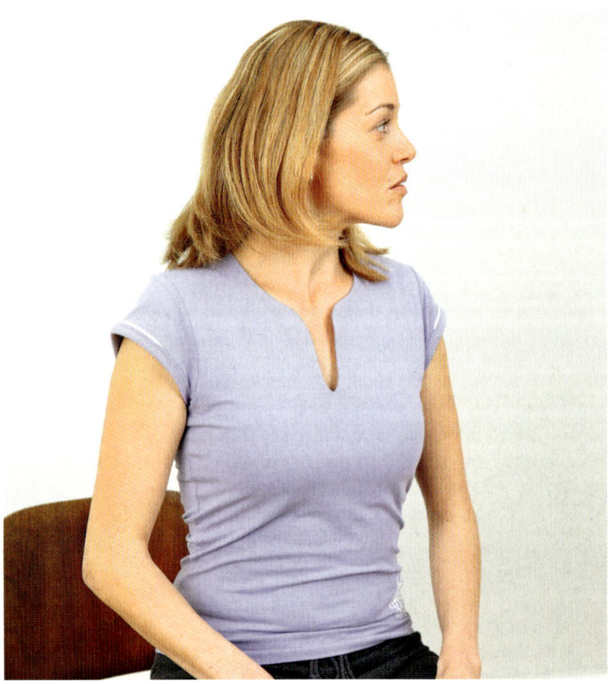

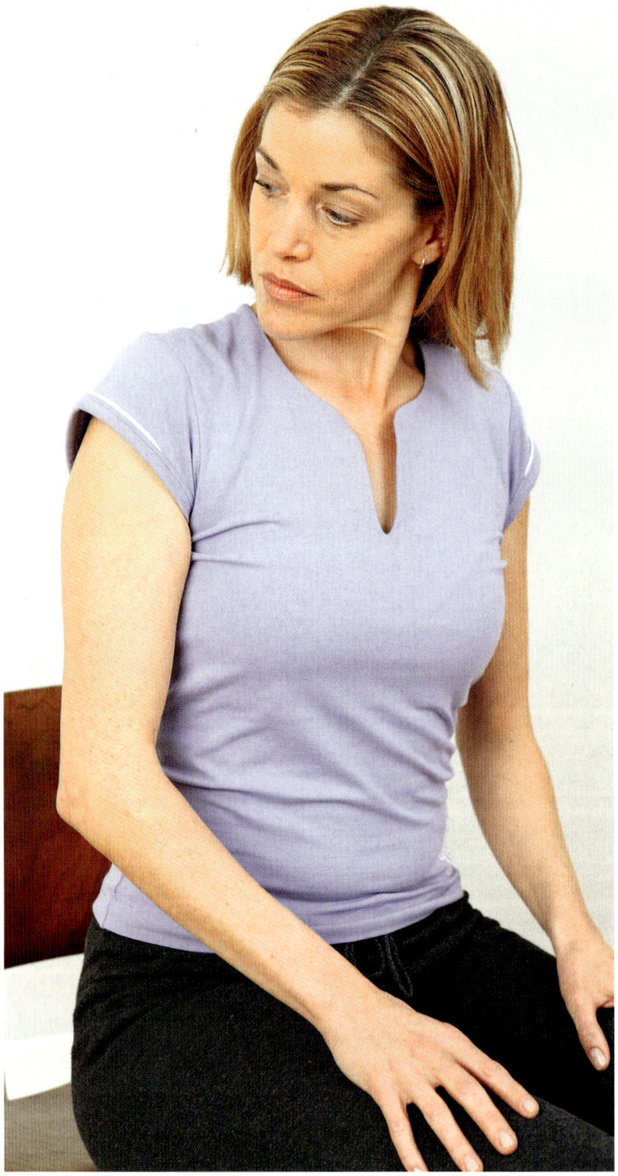

4. Kiefer öffnen und schließen

Setzen Sie sich aufrecht und lassen Sie die Schultern schwer hängen. Die Hände liegen locker auf den Oberschenkeln, der Unterkiefer ist entspannt. Bewegen Sie nun den Unterkiefer leicht und locker ein wenig auf und ab, ohne dass sich die Zähne berühren.

Legen Sie jetzt beide Mittelfinger in die Kuhle der Kiefergelenke und drücken Sie ein wenig nach unten. Dann das Kiefergelenk wieder leicht und locker öffnen und schließen.

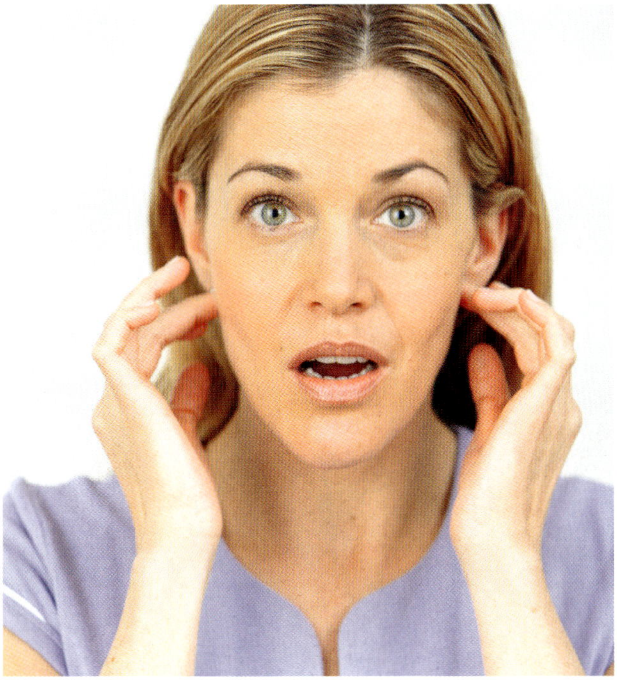

5. Unterkiefer seitlich bewegen

Legen Sie wieder die Mittelfinger in die Kuhlen der Kiefergelenke. Drücken Sie auf der Stelle, aber eher leicht nach unten. Dann verschieben Sie den Unterkiefer leicht und locker nach rechts und links, hin und her. Führen Sie diese Bewegung ganz langsam aus und fühlen Sie sich in das Kiefergelenk hinein. Spüren Sie die Bewegung dort ganz bewusst. Nachspüren und 3- bis 4-mal wiederholen.

Führen Sie diese Bewegung auch ohne Finger aus. Aber achten Sie immer darauf, dass das Kinn nicht angehoben ist, sondern eher ein wenig nach unten gesenkt, damit die kleinen Nackenmuskeln entspannt sind.

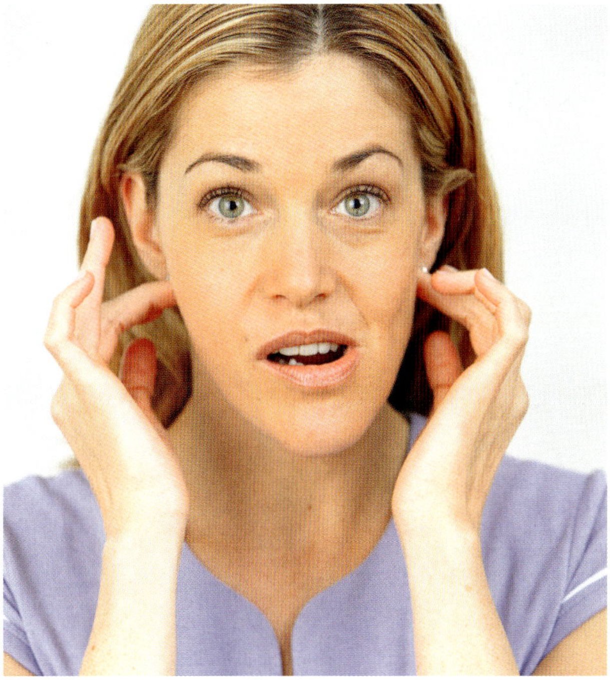

Übungsprogramm 4

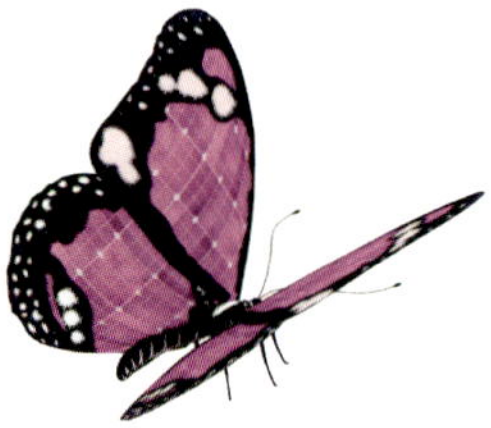

Wenn Sie Massage mögen, dann sind die folgenden Übungen ein Wohlfühlprogramm für Sie. Es beginnt mit einer belebenden Atem- und Dehnübung. Dann kommen die Muskeln in den Genuss der Massage. Sie beginnen im Nacken und arbeiten sich dann zum Gesicht und den Schläfen vor. Die Kaumuskeln bekommen eine Extra-Portion Aufmerksamkeit – das haben sie meist nötig, denn sie sind oft verspannt. Wenn Sie Kopfweh haben, sind die Übungen 2 und 4 besonders zu empfehlen.

1. Tief atmen und dehnen

Diese Übung können Sie im Sitzen oder Stehen ausführen, im Stehen ist sie allerdings besonders effektiv. Heben Sie die Arme weit nach oben und recken und strecken Sie sich. Schieben Sie abwechselnd den rechten Arm, dann den linken Arm weit nach oben in Richtung Decke. Atmen Sie dabei langsam durch die Nase ein und gelöst durch den Mund wieder aus – der Unterkiefer ist dabei ganz entspannt.

Dann die Arme senken und die Hände und Unterarme ganz locker nach unten ein paar Mal weg- und ausschütteln, so lange, wie Sie ausatmen können. Dann recken und strecken Sie sich wieder. 4-mal wiederholen.

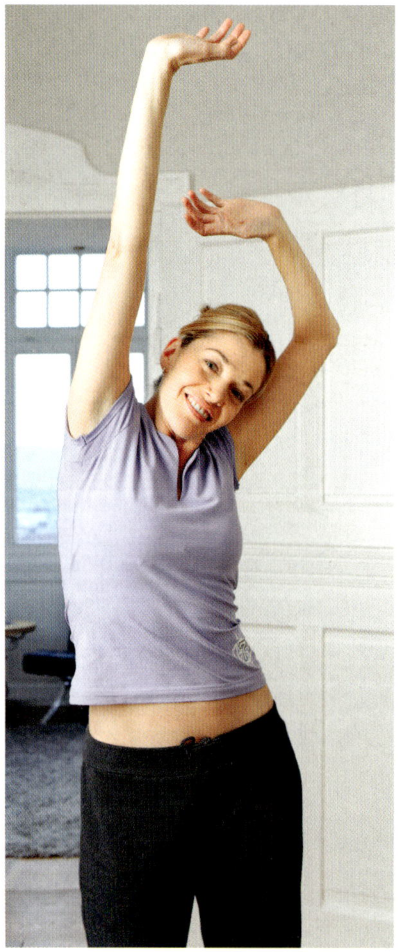

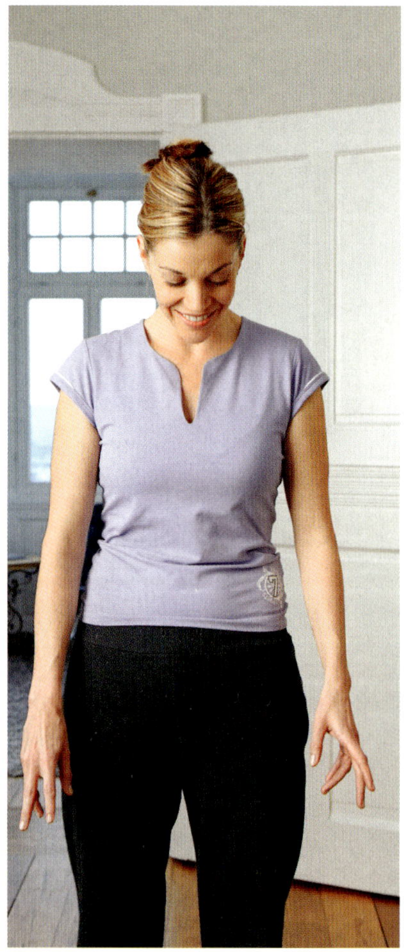

2. Nackenmuskeln ausstreichen

Beugen Sie den Kopf ein wenig vor und legen Sie die Fingerkuppen der drei mittleren Finger beider Hände rechts und links neben die Halswirbelsäule. Streichen Sie dann von oben, von der Schädelbasis aus, langsam mit Druck neben der Halswirbelsäule nach unten bis zu den Schultern. 4- bis 6-mal wiederholen, danach nachspüren.

Falls Sie einen Gegenstand mit abgerundeten Enden zur Hand haben, dann können Sie auch damit die Nackenmuskeln neben der Halswirbelsäule ausstreichen. Vielleicht finden Sie in einer Drogerie, einem Supermarkt oder einem Sanitätsgeschäft eine Massage-Qualle, sie sind meist nicht teuer.

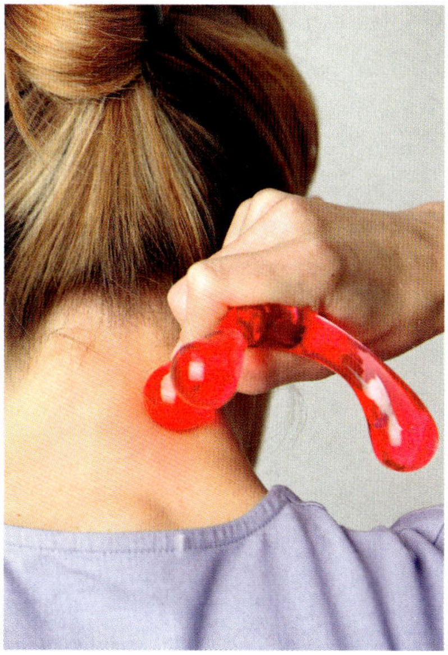

3. Gesichtsmuskeln ausstreichen

Legen Sie die Zeigefinger beider Hände neben die Nase, sodass die Fingerkuppen an der Nasenwurzel liegen. Die Kuppen von Mittel-, Ring- und kleinem Finger berühren sich und liegen vom Gesicht aus in den Raum hinein. Dann streichen Sie sanft mit den Fingern unter dem Auge entlang, seitlich über das Gesicht nach außen bis zum Haaransatz. Die Zeigefinger beginnen und Mittel- und Ringfinger folgen sofort; 4-mal wiederholen. Streichen Sie langsam und sanft und achten Sie darauf, dass der Unterkiefer ganz entspannt ist.

Danach legen Sie die Finger beider Hände quer auf die Stirn, sodass sich die Fingerkuppen in der Stirnmitte berühren. Streichen Sie dann von der Mitte quer über die Stirn nach außen; ebenfalls 4-mal. Wiederholen Sie die ganze Sequenz 2- bis 4-mal und genießen Sie die Entspannung des Gesichts.

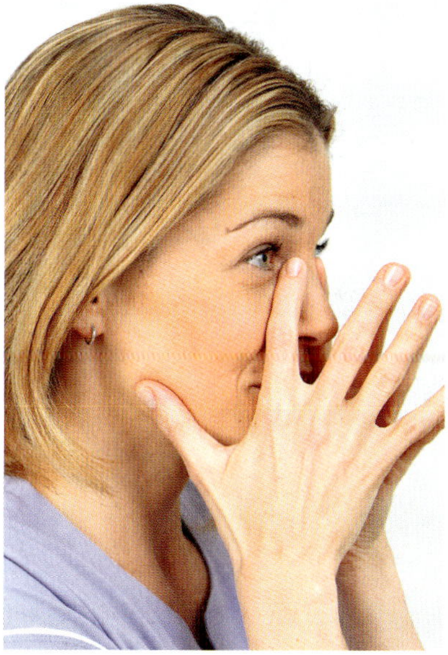

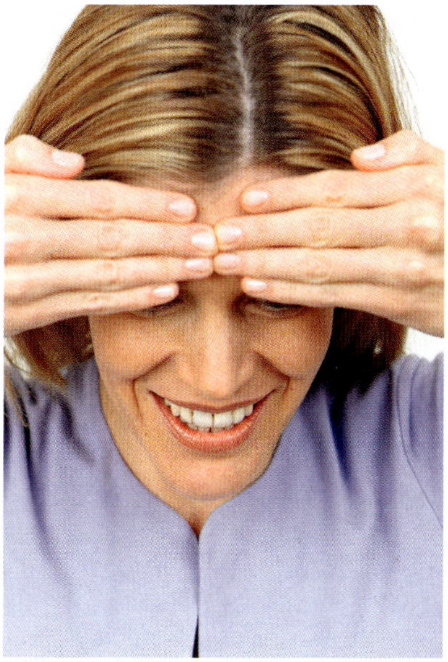

4. Schläfenmuskel massieren

Beugen Sie den Kopf wieder leicht vor und legen Sie die Mittelfingerkuppen in die Mitte der Schläfen. Dort, wo Sie unwillkürlich die Finger hinlegen, wenn Sie Kopfweh haben, ist die richtige Stelle. Drücken Sie mit den Mittelfingern auf den Punkt mitten im Schläfenbereich und kreisen Sie für etwa 20 bis 30 Sekunden auf der Stelle (zuerst nach oben und außen). Dann die Hände gelöst ablegen und nachspüren. 4-mal wiederholen.

Danach legen Sie wieder die Mittelfinger in die Mitte der Schläfen und kreisen sanft auf der Stelle. Erweitern Sie jetzt die kleinen Kreise langsam zu immer größer werdenden Kreisen. Massieren Sie leicht und sanft. Dann legen Sie die Hände ab und spüren nach. 4-mal wiederholen.

5. Kaumuskeln massieren

Legen Sie beide Mittelfingerkuppen an die Unterkieferwinkel, dort, wo der untere Teil des Unterkieferknochens in den aufsteigenden Teil nach oben abbiegt. Öffnen Sie dann den Mund langsam und bewegen Sie die Mittelfinger gleichzeitig mit etwas Druck nach oben bis zum Jochbein. Fahren Sie von dort unterhalb des Jochbeins nach außen bis zum Kiefergelenk. 2- bis 4-mal wiederholen. Dann setzen Sie die Mittelfinger etwas weiter vorne an und wiederholen die Übung. Dann noch ein drittes Mal, mit den Mittelfingern noch etwas weiter vorne, in der Nähe der Mundwinkel. Anschließend nachspüren und entspannen.

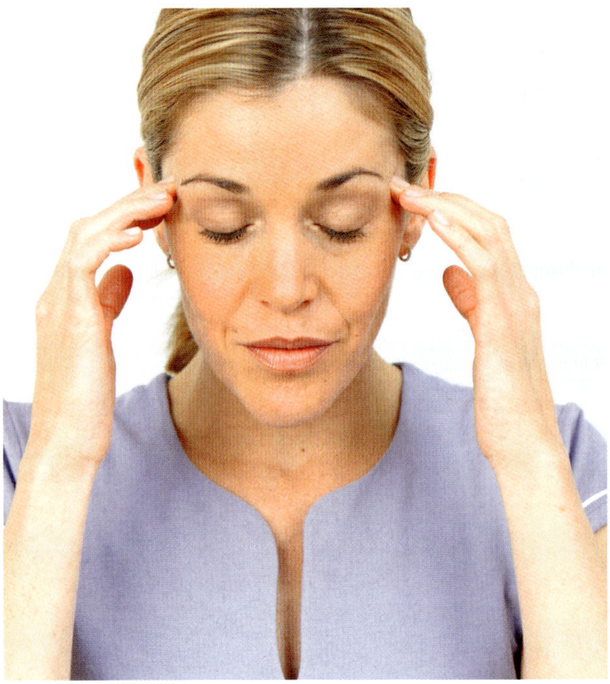

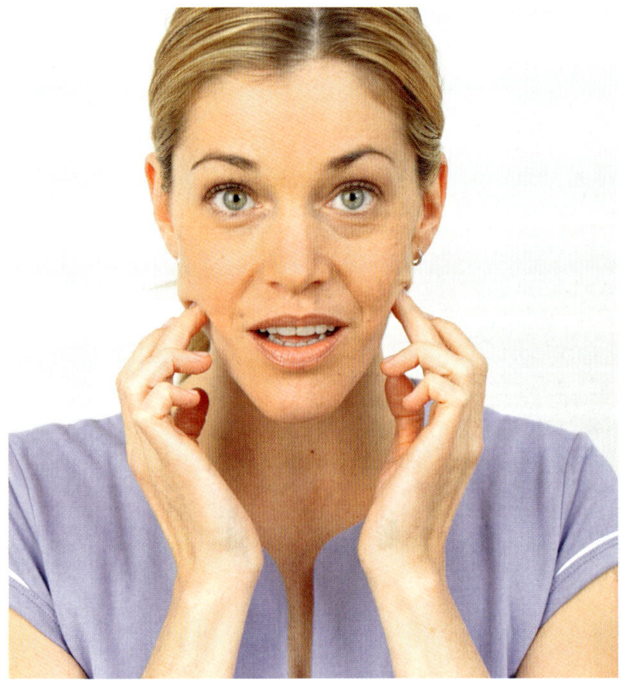

Übungsprogramm 5

Mit diesem Programm gönnen Sie Ihren Kaumuskeln eine ganz besonders intensive Massage. Wenn der Masseter oder die Flügelmuskeln sehr verspannt sind, kann das schon mal etwas weh tun. Das Gute ist: Es kommt die Durchblutung in Gang, und dann können Sie die Entspannung richtig genießen. Bei Kiefergelenksproblemen und einem verspannten, harten Kaumuskel sind diese Massageübungen Gold wert.

Waschen Sie sich die Hände, bevor Sie die Übung beginnen, dann können Sie nach den Lockerungsübungen ohne Unterbrechung mit Massage und Akupressur der Wangen anfangen.

Um diese sehr wirksame innere Massage auch zwischendurch im Alltag immer wieder einmal ausführen zu können, legen Sie sich beispielsweise im Büro dünne Einweghandschuhe bereit.

Für die ersten beiden Übungen brauchen Sie zunächst eine ausgediente Papprolle von Frischhalte- oder Alufolie oder von Papierhandtüchern. Ein Wellholz oder ein Kochlöffel tun dieselben Dienste – sicherlich fallen Ihnen noch andere Alternativen ein.

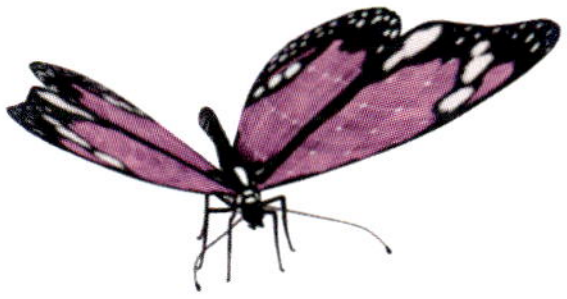

1. Tief atmen und Schultern lockern

Idealerweise machen Sie diese Übung im Stehen, sie ist aber auch im Sitzen möglich. Halten Sie die Papprolle in Höhe des Bauches in beiden Händen. Dann beide Arme anheben und die Rolle weit über den Kopf strecken. Atmen Sie dabei durch die Nase ein. Dann langsam durch die Lippenbremse ausatmen und die Papprolle, die Sie zwischen beiden Händen halten, im Wechsel rechts und links am Körper vorbeischwingen, so lange, wie Sie ausatmen können. Diese Übung lockert nicht nur die Schultern, sondern entkrampft auch den Atem.

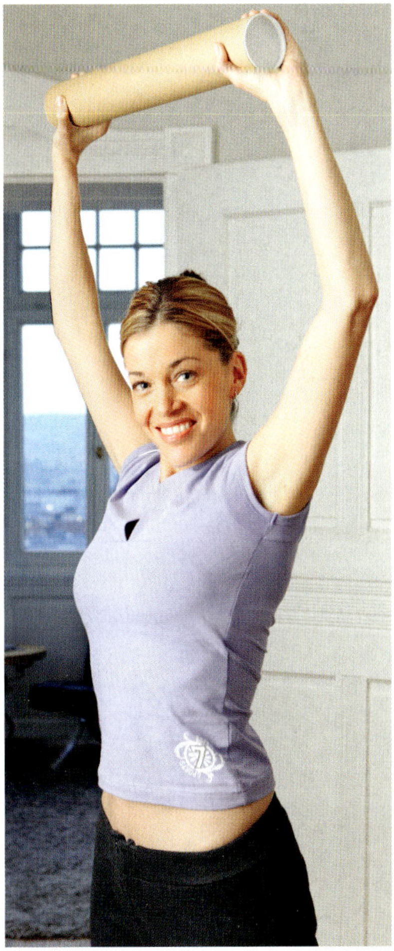

2. Kiefer- und Schultermuskeln lockern

Stellen Sie sich aufrecht hin – wenn Sie lieber sitzen, ist die Übung aber auch im Sitzen möglich. Halten Sie die Papprolle wieder zwischen beiden Händen vor dem Körper. Jetzt lockern Sie zuerst den Kiefer, indem Sie die Lippen ganz schnell auf und zu machen. Sagen Sie dabei: „Babababa" Nach einer Weile schütteln Sie dazu die Schultern aus, indem Sie sie locker auf und ab bewegen.

Spüren Sie dann einen Moment dieser Übung nach: Nehmen Sie die Entspannung im Kiefer- und Schulterbereich wahr und genießen Sie diesen Zustand. Nun beginnen Sie, die Arme nach rechts und links hin und her zu schwingen, in waagerechten Schwüngen vor dem Körper. Der Oberkörper bewegt sich dabei mit. Die Papprolle bleibt währenddessen zwischen den Händen.

Variationen

- Halten Sie den Kopf dabei still und schauen Sie nach vorne.
- Bewegen Sie den Kopf mit und schauen Sie immer zur Papprolle.
- Bewegen Sie den Kopf immer in die entgegengesetzte Richtung, sodass Sie nach rechts schauen, wenn die Arme nach links schwingen, und umgekehrt.

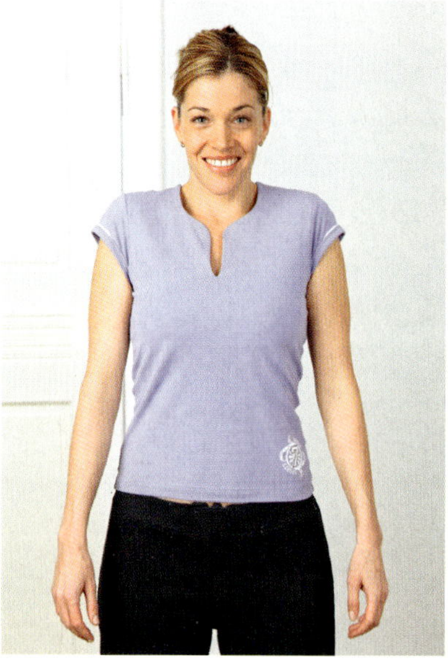

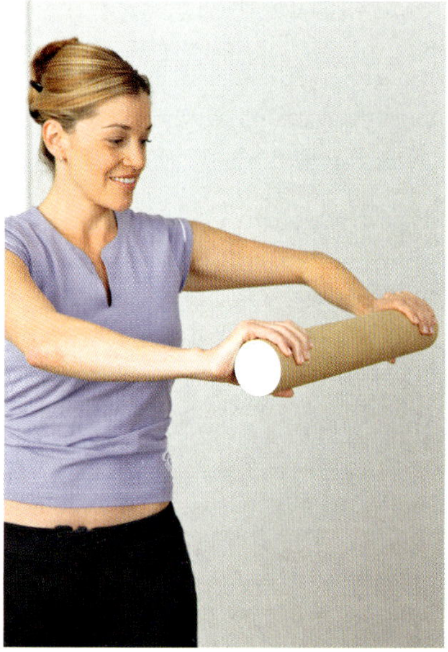

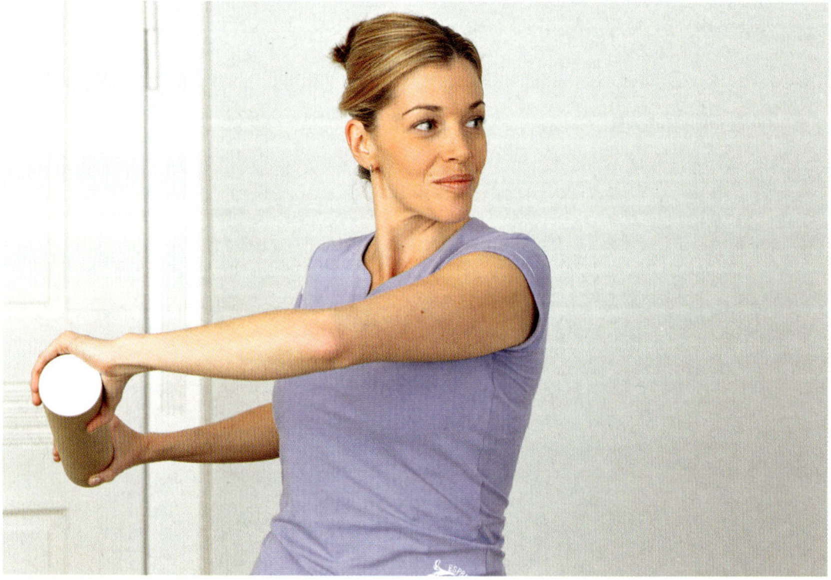

3. Kiefermuskeln ausstreichen

Jetzt platzieren Sie den rechten Mittelfinger auf dem Kiefergelenk und halten dort die Haut fest. Legen Sie dann den linken Daumen in die rechte Wangenseite und den Zeigefinger auf gleicher Höhe auf die Außenfläche der Wange. Fassen Sie nun mit Daumen und Zeigefinger die Wange ganz hinten beim Kiefergelenk und streichen Sie die Wange unter dem Jochbein in Richtung Nase aus (in der Nähe des äußeren Flügelmuskels). Einige Male wiederholen.

Dann wandern Sie nach und nach etwas tiefer, sodass sie in Richtung Mundwinkel streichen. Auf diese Weise streichen Sie den Wangenmuskel und den inneren Flügelmuskel zwischen Daumen und Zeigefinger aus. Nehmen Sie sich danach genug Zeit zum Nachspüren und Entspannen. Jede Seite 2- bis 4-mal.

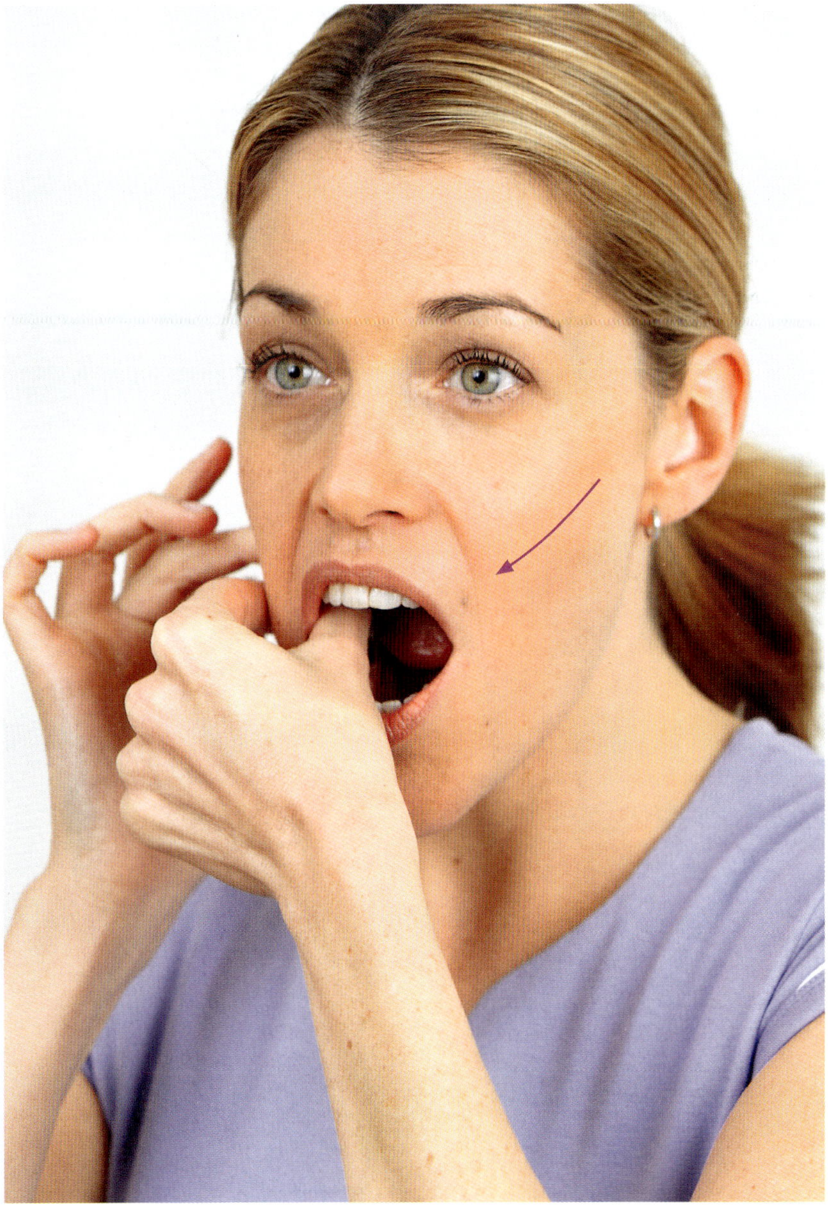

4. Akupressur für die Kiefermuskeln

Nehmen Sie die rechte Wange wieder zwischen Daumen und Zeigefinger, und zwar außen oben, direkt neben dem Kiefergelenk. Hier sind die Muskelansatzpunkte meistens besonders verspannt und tun deshalb oft weh, wenn man sie löst. Drücken Sie jetzt von innen mit dem Daumen und von außen mit dem Zeigefinger die Wangenmuskulatur zusammen. Drücken Sie 10 bis 30 Sekunden auf den Muskel und lassen Sie dann los.

Jetzt wandern Sie unter dem Jochbein ein wenig in Richtung Nase und drücken wieder 10 bis 30 Sekunden. Danach wieder ein Stückchen weiter wandern und noch einmal drücken. Dann die Hände sinken lassen und entspannt nachspüren. Sicher fühlen sich die Muskeln jetzt sehr angenehm und weit an, ganz anders als die noch unbehandelte Seite. Lassen Sie sich zum Nachspüren ruhig etwas Zeit. Dann behandeln Sie die andere Seite auf die gleiche Weise. Beide Seiten 2- bis 4-mal.

Nun wiederholen Sie die Übung, massieren aber nicht den äußeren Flügelmuskel sondern den inneren sowie den Masseter: Beginnen Sie wieder ganz oben am Kiefergelenk und drücken Sie den Wangenmuskel zwischen Daumen und Zeigefinger zusammen. Dann wandern Sie mit Daumen und Zeigefinger nach unten in Richtung Unterkieferwinkel. Wiederholen Sie die Übung 2- bis 4-mal, wobei Sie jedes Mal ein wenig tiefer wandern. Dann die Hände sinken lassen und genug Zeit zum Nachspüren nehmen, damit sich der Muskel völlig entspannt. Dann ist die andere Seite an der Reihe.

Variation. Anstelle der Akupressur können Sie die Muskeln auch mit dem Daumen leicht kreisend massieren. Legen Sie dazu wieder den Daumen der linken Hand in die rechte Wangenseite und den Zeigefinger von außen auf die Wange. Beginnen Sie am Kiefergelenk und wandern Sie dann unter dem Jochbein in Richtung Nase. Drücken Sie mit Daumen und Zeigefinger zunächst den Muskel etwas zusammen und führen Sie dann innen (in der Mundhöhle) kleine Kreisbewegungen mit dem Daumen aus. Der Zeigefinger bleibt als Gegendruck außen stabil und ruhig. Wandern Sie nun langsam in Richtung Nase. Entspannt nachspüren. Danach die andere Seite massieren. Dann diese Übung vom Kiefergelenk aus nach unten in Richtung Unterkiefer ausführen.

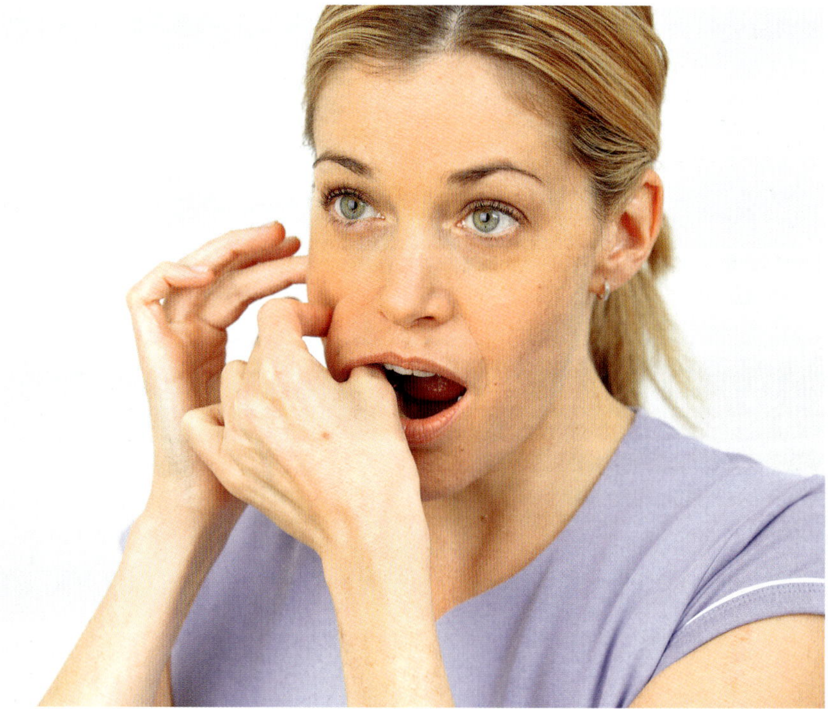

5. Flügelmuskel und Masseter massieren

Nun massieren Sie den inneren Flügelmuskel von unten nach oben: Legen Sie den rechten Daumen wieder ins Innere der Wange und den Zeigefinger von außen auf die gleiche Wangenhöhe. Dieses Mal liegen Daumen und Zeigefinger unten am Kiefer, da wo der Masseter beginnt, also am Unterkieferwinkel (Seite 17). Der Daumen bleibt ruhig liegen und gibt nur den nötigen Widerstand.

Dann den Zeigefinger von unten nach oben hochziehen, vom Unterkieferwinkel zum Jochbein. Zuerst weit außen, dann immer weiter nach innen in Richtung Mundwinkel wandern. Einige Male wiederholen, dann nachspüren. Die andere Seite nicht vergessen. Auch bei dieser Übung werden Sie vermutlich besonders verspannte Stellen finden, die recht schmerzhaft sein können, wenn Sie mit etwas Druck massieren.

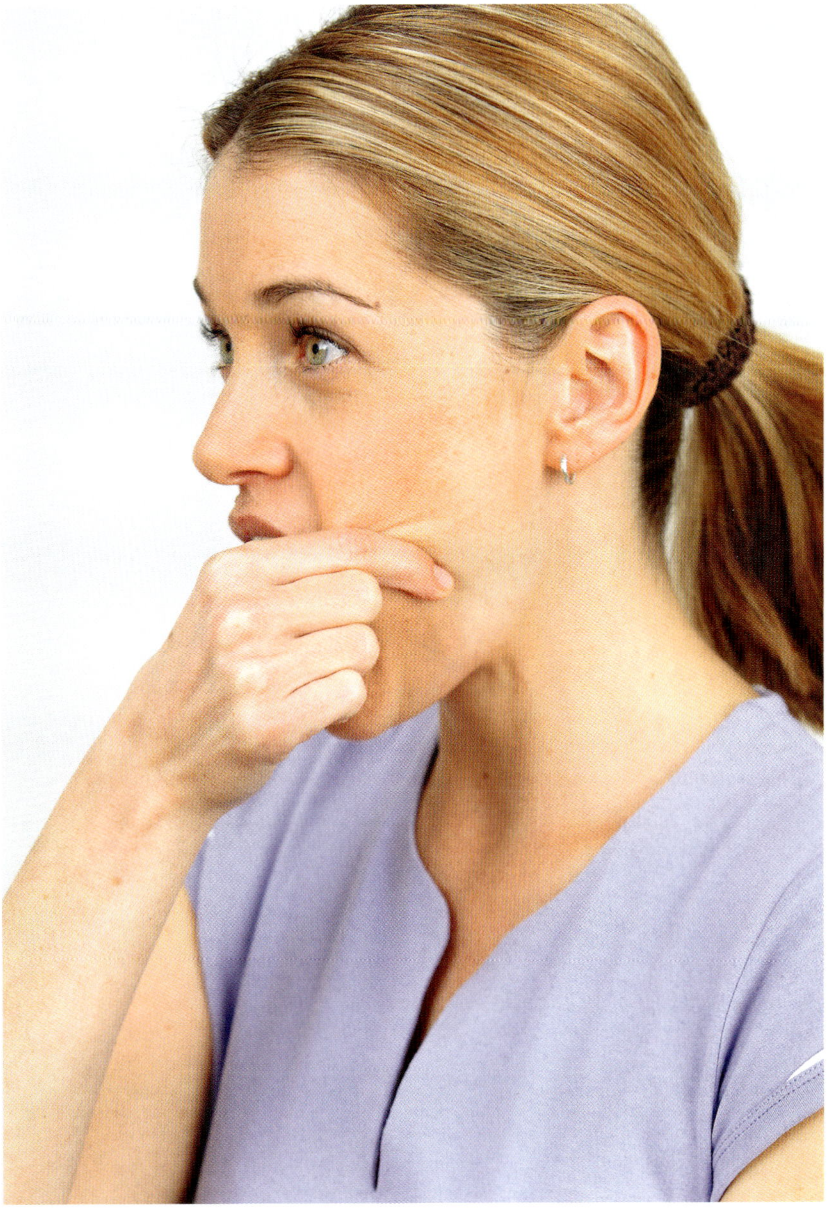

Übungsprogramm 6

Wenn Sie viel am Schreibtisch oder Computer sitzen, sollten Sie die erste Übung dieses Programms möglichst regelmäßig machen. Sie hilft bei Spannungskopfschmerzen und Durchblutungsstörungen im Kopfbereich.

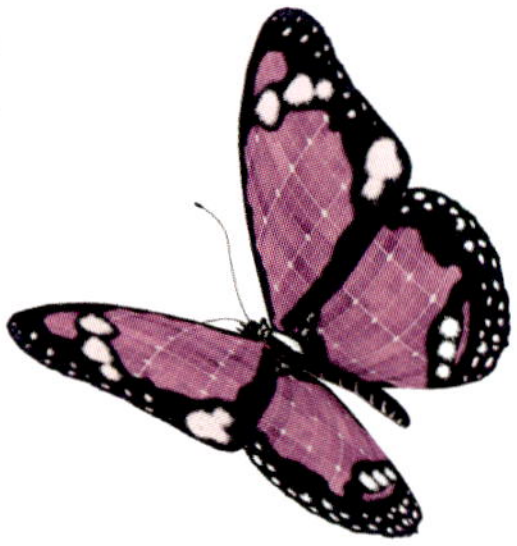

Für die dritte und vierte Übung dieses Programms benötigen Sie einen Korken. Legen Sie ihn sich gleich bereit, dann müssen Sie zwischendrin nicht erst suchen. Wenn Ihr Kiefer so verkrampft ist, dass Sie das Gefühl haben, ihn gar nicht mehr entspannt und weit öffnen zu können, dann sind diese Übungen genau das Richtige für Sie. Das kann am Anfang vielleicht sogar etwas weh tun. Wichtig ist daher, dass Sie die Übung mit dem Atem kombinieren. Das entspannt.

Zum Abschluss gibt es eine erstklassige Übung bei verspannten unteren Kaumuskeln. Sie baut Spannungen und Schmerzen im Kaumuskel und inneren Flügelmuskeln ab und verbessert die Durchblutung.

1. Seitliche Nackenmuskulatur dehnen

Setzen Sie sich aufrecht hin. Legen Sie dann den Kopf zur rechten Seite, sodass sich das rechte Ohr der rechten Schulter nähert. Achten Sie unbedingt darauf, dass Sie beide Schultern unten lassen. Senken Sie dann das Kinn leicht nach unten in Richtung Brustbein, sodass Sie zum linken Oberschenkel schauen. Lassen sie den linken Arm seitlich nach unten hängen und schieben Sie die linke Hand mit der Handfläche sowie die Schulter in Richtung Boden. Spüren Sie die Dehnung in der linken Nackenseite ganz bewusst und atmen Sie dorthin 2- bis 4-mal ein und aus.

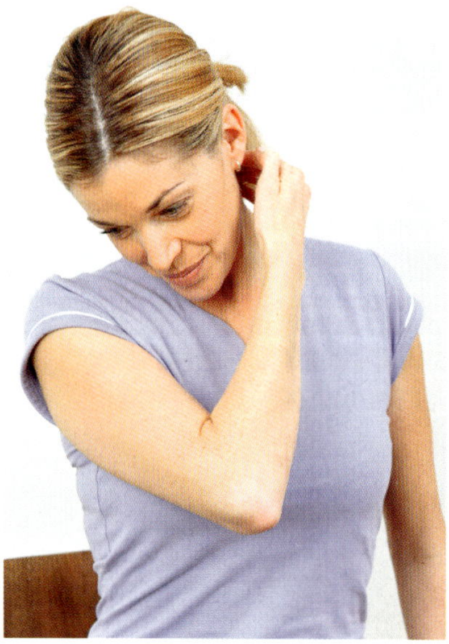

Dann legen Sie die Fingerkuppen der rechten Hand an die linke Nackenseite, direkt neben der Halswirbelsäule. Streichen Sie dann 4-mal von oben neben der Halswirbelsäule entlang bis zur Schulter nach unten diesen meist verkürzten Muskel aus. Dann den Kopf wieder anheben, beide Hände gelöst auf die Oberschenkel legen und der Übung im seitlichen Halsbereich nachspüren. Danach dehnen Sie die andere Seite auf die gleiche Weise und streichen sie aus. Übung auf jeder Seite 2- bis 4-mal wiederholen.

2. Kiefermuskeln lösen

Beugen Sie den Kopf ein wenig vor und legen Sie beide Mittelfinger in die Kuhlen der Kiefergelenke, die Daumen unter das Kinn. Öffnen Sie den Unterkiefer ganz weit, sodass der Masseter gedehnt wird. Halten Sie die Dehnung etwa 10 bis 20 Sekunden und schließen Sie dann den Mund ganz entspannt bis auf einen kleinen Spalt. Die Hände können Sie nun gelöst auf den Oberschenkeln ablegen.

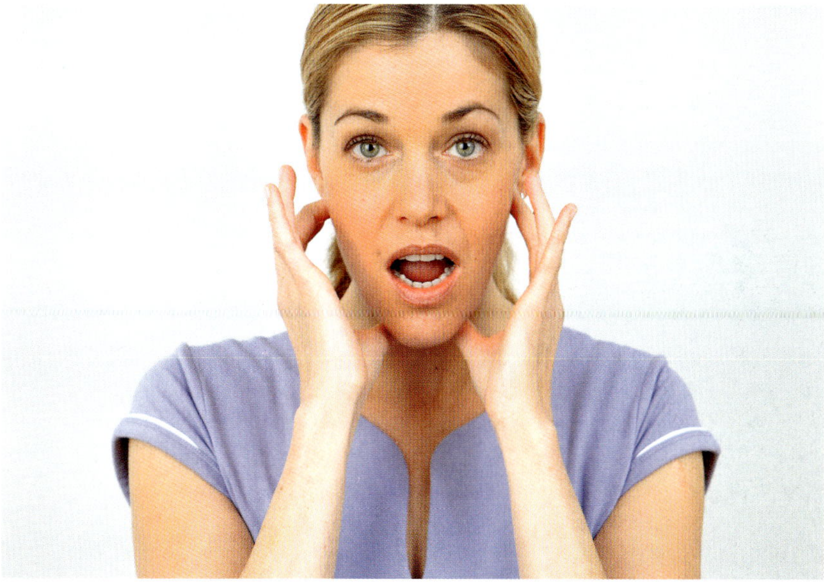

Jetzt bewegen Sie den Unterkiefer langsam ein wenig (es soll nie weh tun) nach rechts und links, hin und her, und spüren dabei die Bewegung im Kiefergelenk. Der Kopf bleibt dabei leicht vorgebeugt. Achten Sie darauf, wie sich das anfühlt. Nach einigen Wiederholungen die Hände gelöst ablegen und den Kiefer sanft schließen, bis die Lippen ganz weich aufeinander liegen. Nachspüren. Nehmen Sie dabei bewusst die Entspannung im Kiefergelenk und in den Kaumuskeln wahr. Die ganze Sequenz 4-mal wiederholen.

Variation. Öffnen Sie den Mund weit und schieben Sie den Unterkiefer sanft hin und her. Dann den Mund weich schließen und nachspüren.

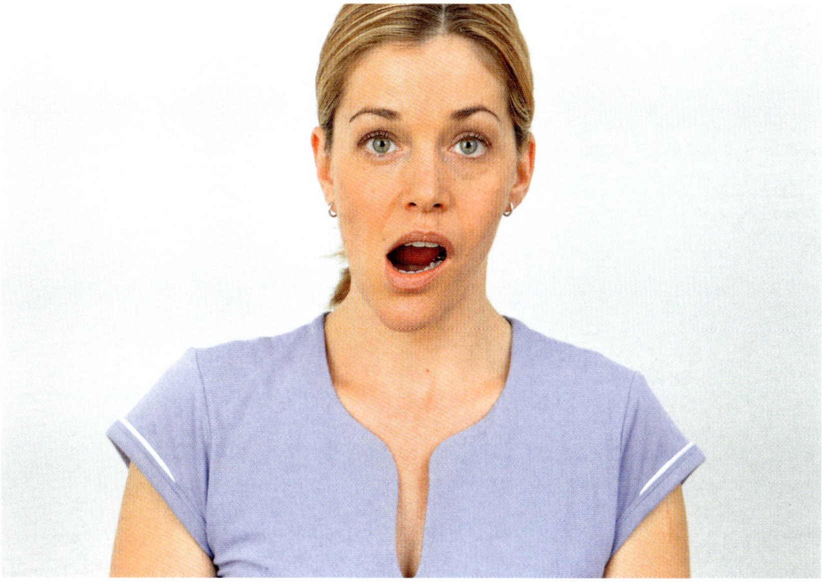

3. Kiefermuskeln entspannen und dehnen

Nehmen Sie nun den Korken zur Hand, den Sie sich zu Beginn der Übung bereitgelegt haben. Günstig ist bei dieser Übung eine halb schräge Sitzlage, bei der Sie den Kopf hinten anlehnen können, z. B. ein Schaukelstuhl, Liegestuhl oder Schreibtischstuhl mit Kopfstütze. Setzen Sie sich ganz zurück und lehnen Sie den Kopf bequem an. Nehmen Sie den Korken zwischen die Lippen, sodass ein Ende in den Mund, das andere nach außen zeigt. Die Zähne beißen dabei nicht auf den Korken, sondern befinden sich dahinter. Die Kieferschließmuskeln werden jetzt leicht gedehnt.

Um die Entspannung zu vergrößern, legen Sie die Hände auf den Bauch und beobachten Ihren Atem zum Bauch hin. Wenn Sie wollen, schließen Sie die Augen und horchen ganz in sich hinein. Lassen Sie den Atem ganz gelöst in die Tiefe fließen und lassen Sie die Kiefergelenke sich entspannen. Nach 10 bis 30 Sekunden den Korken aus dem Mund nehmen und nachspüren. Sicher fühlt sich das Kiefergelenk schon ein wenig entspannter an. 3- bis 4-mal wiederholen.

Falls Sie einen dickeren Korken finden, können Sie die Übung zu einem späteren Zeitpunkt auch mit diesem wiederholen. Wenn die Muskeln so verspannt sind, dass sich der Mund nur gegen einen Widerstand öffnen lässt, kann diese Übung meist helfen, den Mund wieder leichter und weiter zu öffnen. Wichtig ist, dass Sie bei der Übung nicht verkrampfen, sondern möglichst locker und entspannt bleiben. Danach jedes Mal mit entspanntem Mund nachspüren.

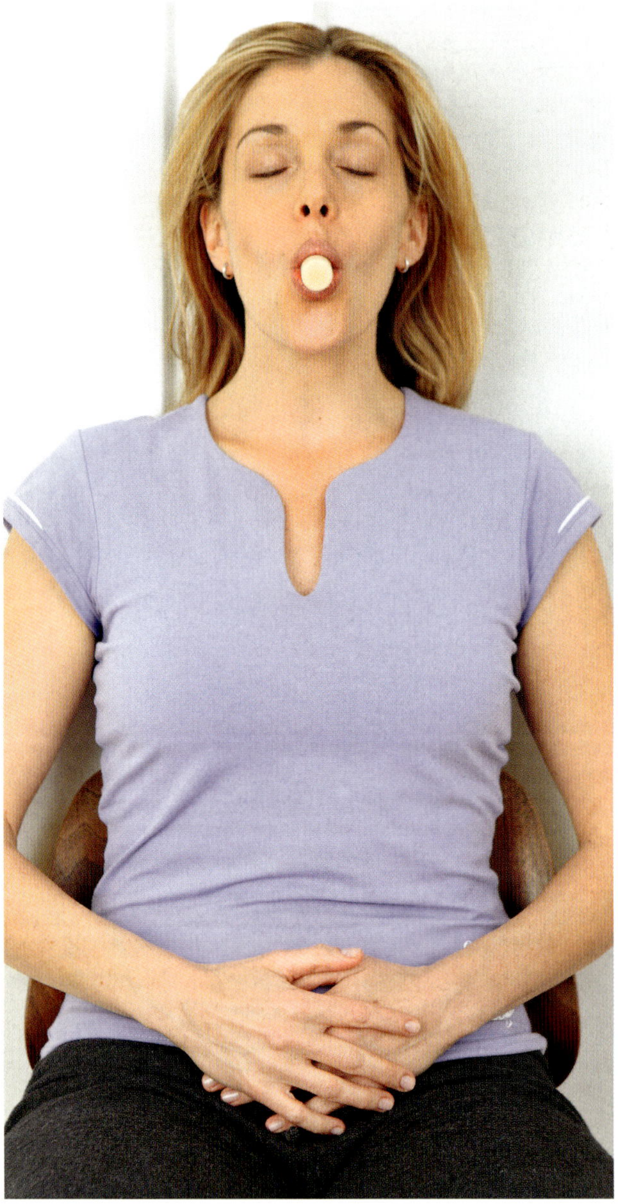

4. Kieferblockaden lösen

Legen sie nun den Korken zwischen die Lippen (nicht quer, sondern längs). Das größere Ende des Korkens zeigt nach außen. Dann den Unterkiefer ein wenig nach rechts und links, hin und her verschieben. Legen Sie zu Anfang die Mittelfinger in die Kuhle der Kiefergelenke und spüren Sie dort die Bewegung bewusst mit. Nach 10 bis 30 Sekunden den Korken aus dem Mund nehmen und nachspüren. Der Kiefer ist jetzt ganz entspannt.

Variation. Versuchen Sie mit dem Korken im Mund kleine Kreise zu beschreiben, zuerst in die eine, dann in die andere Richtung.

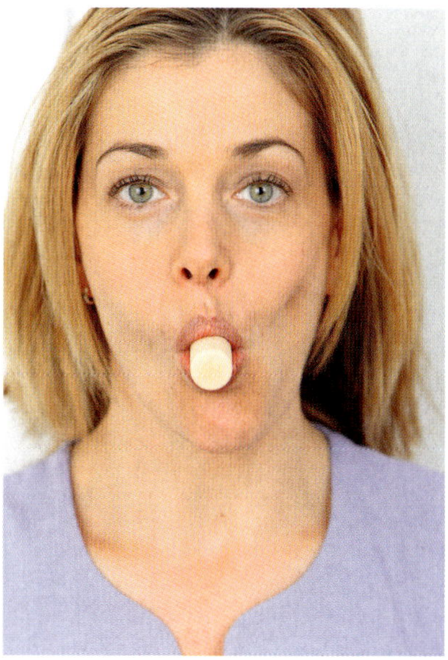

5. Flügelmuskel und Kaumuskel massieren und lösen

Eine sehr intensive Übung, die den meist sehr verspannten großen Flügelmuskel und Kaumuskel lockert. Schauen Sie sich noch mal die Abbildung an, die die Lage dieser Muskeln zeigt (Seite 17). Legen Sie dann die Daumen von außen direkt unter den rechten Unterkieferwinkel, das ist dort, wo der Unterkieferkörper in den aufsteigenden Ast des Unterkiefers übergeht. Drücken Sie mit den Daumen nach oben in die weiche Muskulatur des inneren Flügelmuskels. Mittel- und Zeigefinger liegen außen auf dem Ansatz des Muskelbauchs des großen Kaumuskels oberhalb des Unterkieferwinkels. Während die Daumen von unten nach oben drücken und Widerstand geben, massieren Sie den Muskel mit Zeige- und Mittelfinger von außen oberhalb des Kieferwinkels, indem Sie mit den Fingerkuppen auf der Stelle 6 bis 10 Sekunden drücken und kreisen. Wandern Sie mit den Fingern nach und nach ein wenig weiter nach oben bis vor das Ohr und in Richtung Jochbein. Massieren Sie nur bis zur Schmerzgrenze. Nach 30 bis 60 Sekunden nachspüren. 2- bis 4-mal wiederholen.

Variation. Gleiche Fingerstellung wie oben: Jetzt mit Daumen, Zeige- und Mittelfingern gleichzeitig 6 bis 10 Sekunden drücken. Loslassen, der Entspannung und Lockerung nachspüren. 2- bis 4-mal wiederholen.

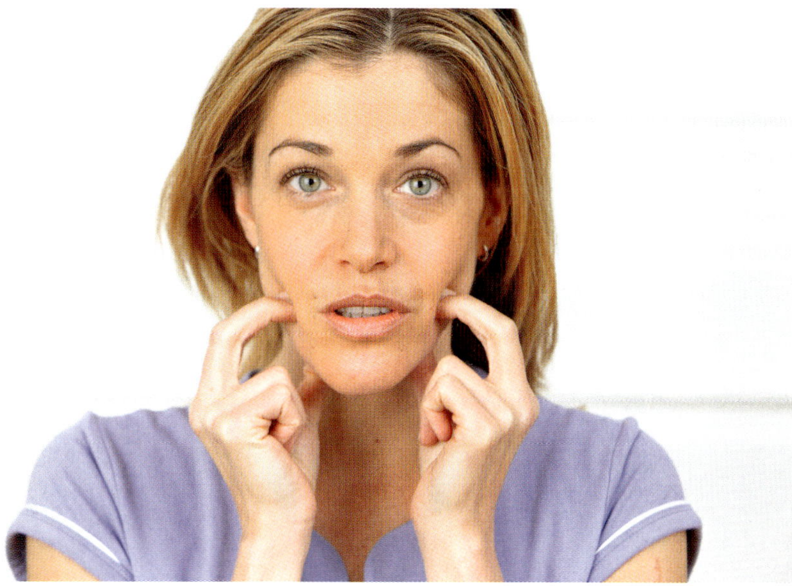

Übungsprogramm 7

In diesem Übungsprogramm üben Sie die richtige Haltung für Kopf und Nacken. Angespannte Gesichtszüge und eine verspannte Kiefermuskulatur werden gelöst. Die etwas längere Sequenz für das Gesicht wirkt sich wunderbar entspannend auf den ganzen Körper aus.

Das Programm beginnt mit einer Haltungsübung für den Nacken und die Kopfgelenke im Stehen. Dazu brauchen Sie eine Wand, an die Sie sich anlehnen können. Wenn Sie einen Noppenball haben, kann er bei dieser Übung zum Einsatz kommen. Die letzten beiden Übungen sind zunächst vielleicht etwas knifflig. Aber sicher werden Sie bald ein Gespür für die Bewegungsabläufe entwickeln.
Dieses Übungsprogramm eignet sich auch vorzüglich vor einem längeren (wichtigen) Gespräch. Wenn eine Unterkieferseite besonders verspannt ist oder ein Kiefergelenk besonders schmerzt, helfen die Übung 4 und 5 sehr gut. Wichtig ist, immer entspannt zu üben.

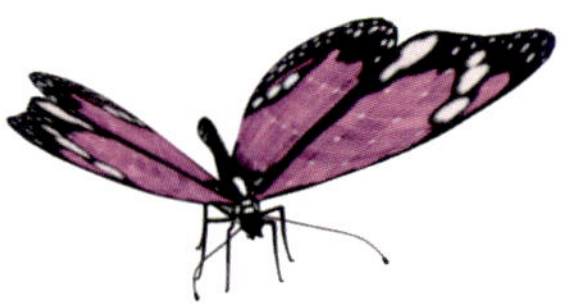

1. Aufrichtung an der Wand

Stellen Sie sich mit dem Rücken vor eine Wand und lehnen Sie sich an. Stellen Sie dann die Füße etwa 30 cm von der Wand entfernt auf und beugen Sie die Knie ein wenig. Legen Sie beide Arme neben sich an die Wand, sodass die Handflächen nach vorne zeigen. Schieben Sie nun die Fingerspitzen nach unten in Richtung Boden. Nehmen Sie wahr, wie dabei auch die Schultern nach unten geschoben werden, ohne vorzufallen. Konzentrieren Sie sich nun auch auf die Halswirbelsäule und den Nacken und schieben Sie das Kinn ein wenig Richtung Brustbein und den Hinterkopf nach oben. Der Kopf berührt dabei die Wand nur leicht. Spüren Sie, wie die Halswirbelsäule und ihre Muskeln lang gezogen werden. Die Dehnspannung 20 bis 30 Sekunden halten, dann einen Moment entspannen. 4-mal wiederholen.

Variation. Nehmen Sie die gleiche Ausgangsstellung ein wie oben. Legen Sie einen kleinen Noppenball zwischen Hinterkopf und Wand, etwa in Höhe der Schädelbasis oder des Haaransatzes. Dann wieder Schultern und Arme nach unten und den Hinterkopf nach oben schieben.

Diese Übung dehnt und lockert die Nackenmuskeln und befreit die Kopf- und Wirbelgelenke von übermäßigem Druck. Ganz nebenbei üben Sie eine aufrechte, schöne Halshaltung ein. Den Unterkiefer entspannt lassen.

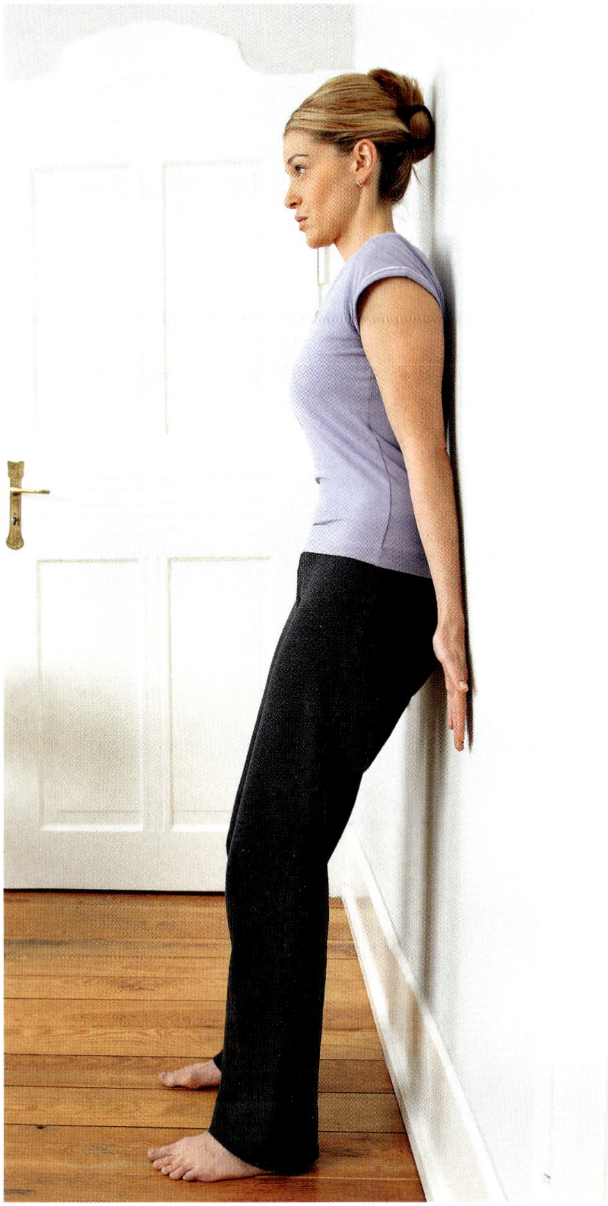

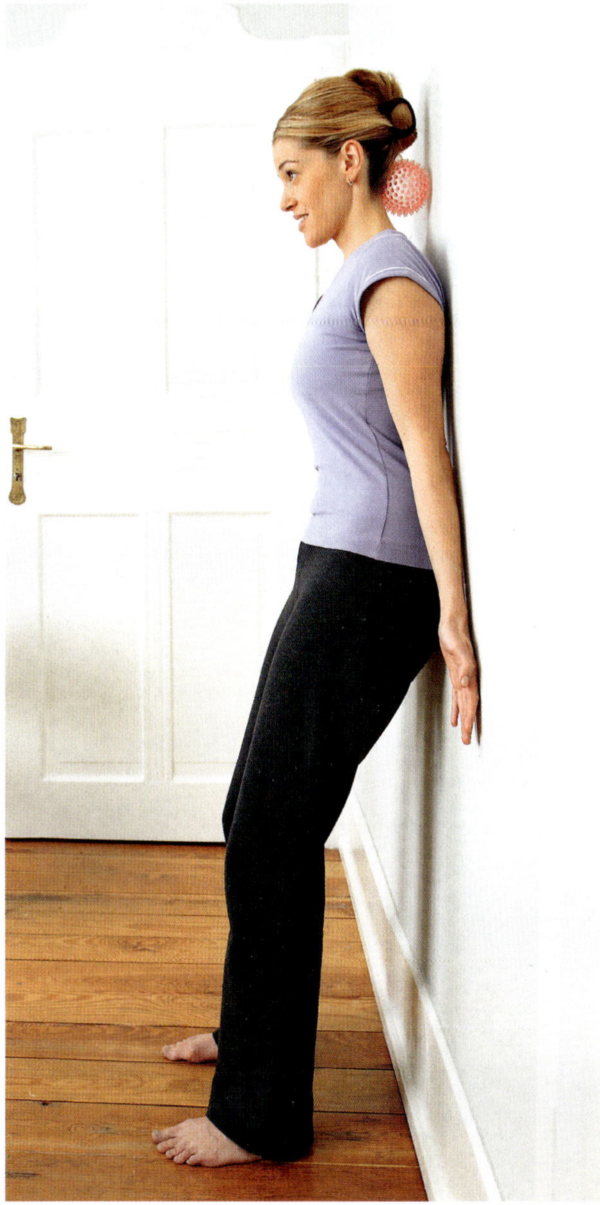

2. Wangen abklopfen

Jetzt können Sie, wenn Sie wollen, sich wieder – aufrecht – auf einen Stuhl setzen. Neigen Sie den Kopf ein wenig nach vorne und klopfen Sie mit allen Fingerkuppen außer dem Daumen die Wangen von unten nach oben aus. Beginnen Sie vor dem Ohr und wandern Sie weiter in Richtung Mundwinkel, dann wieder zurück. Klopfen Sie immer von unten nach oben. Lassen Sie die Lippen leicht geöffnet und atmen Sie dabei auf „aaaa" aus, so lange wie Sie können. 4- bis 8-mal wiederholen.

Anschließend lassen Sie die Lippen wieder leicht geöffnet und bewegen den Unterkiefer ganz schnell, leicht und lässig auf und ab, indem Sie „wawawa" sagen.

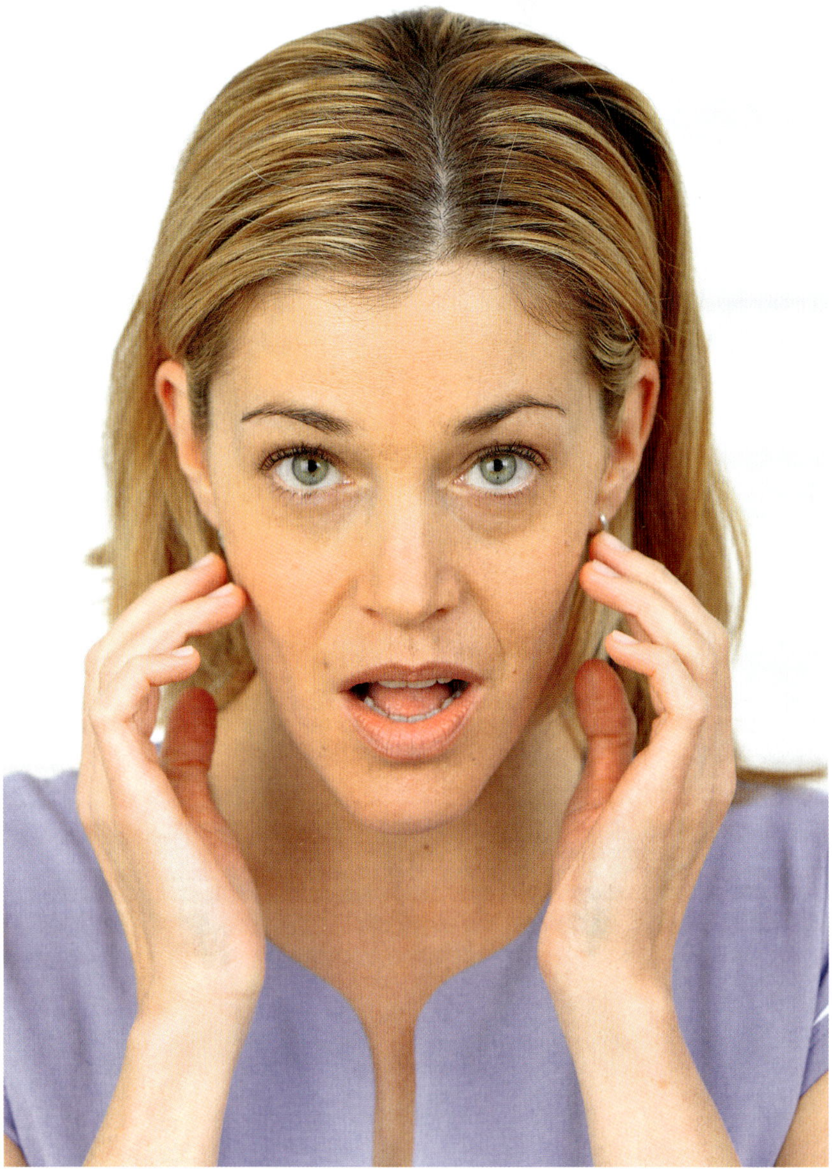

3. Gesichtsmuskeln lockern

Diese Übung besteht aus vier Teilen, die nacheinander geübt werden. Sie können jeden Teil so lange, wie es Ihnen gefällt, ausführen, aber mindestens 10 bis 20 Sekunden. Üben Sie am besten die ganze Sequenz durch und spüren Sie dann nach. Am besten führen Sie die Übung im Sitzen aus (im Stehen ist sie aber auch möglich):

- Schütteln Sie zuallererst das Gesicht aus, wie Sie das schon in der zweiten Übung des ersten Übungsprogramms kennengelernt haben (siehe Seite 46): Beugen Sie sich vor und lassen Sie den Kopf hängen. Dann den Kopf hin und her schütteln, dass Wangen und Mund hin und her wackeln. Dabei atmen Sie auf „ooo“ oder „uuu“ aus. Den Unterkiefer dabei ganz entspannt lassen, der Mund bleibt leicht geöffnet.
- Klopfen Sie anschließend gleich die gesamte Kopfhaut mit den Fingerkuppen aus, wie in der zweiten Übung des dritten Übungsprogramms gezeigt (siehe Seite 55): Dabei arbeiten Sie sich von der Stirn über den Hinterkopf bis zum Nacken vor. Dann den Kopf etwas vorbeugen und mit den Fingerkuppen beider Hände die kleinen Nackenmuskeln von den Ohren in Richtung Halswirbelsäule ausklopfen. Dabei bleibt der Unterkiefer entspannt und die Lippen leicht geöffnet.
- Klopfen Sie anschließend den Schläfenmuskel 4-mal von den Augenwinkeln in Richtung Haaransatz aus.
- Anschließend klopfen Sie mit den Fingerkuppen beider Hände (außer dem Daumen) den Masseter vom Unterkieferwinkel bis hoch zum Jochbein und dann nach außen bis zum Kiefergelenk aus.

Die ganze Sequenz 3- bis 4-mal wiederholen.

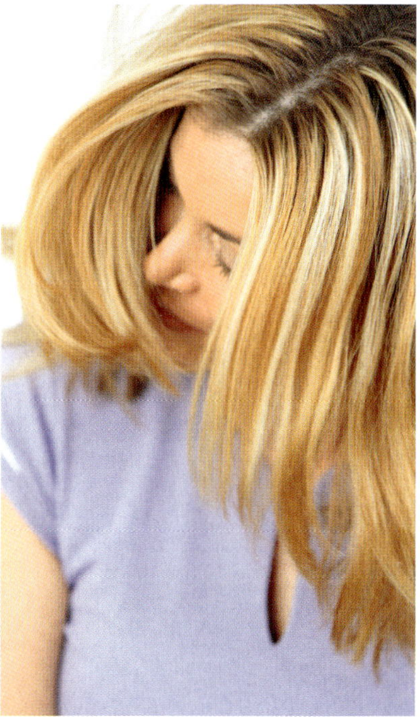

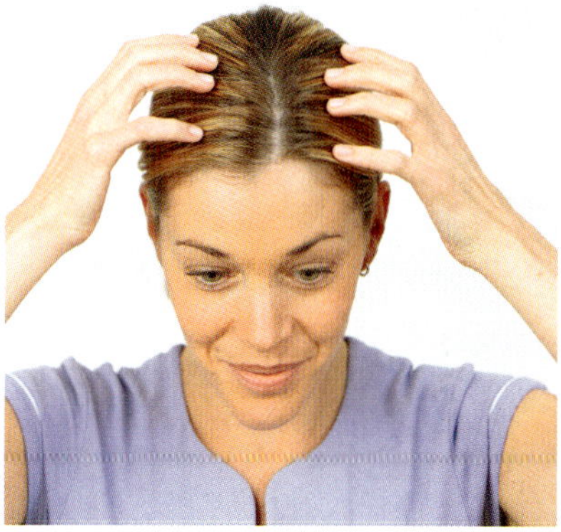

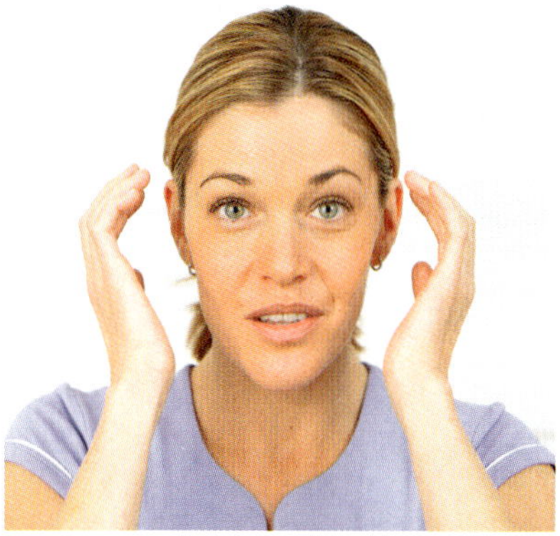

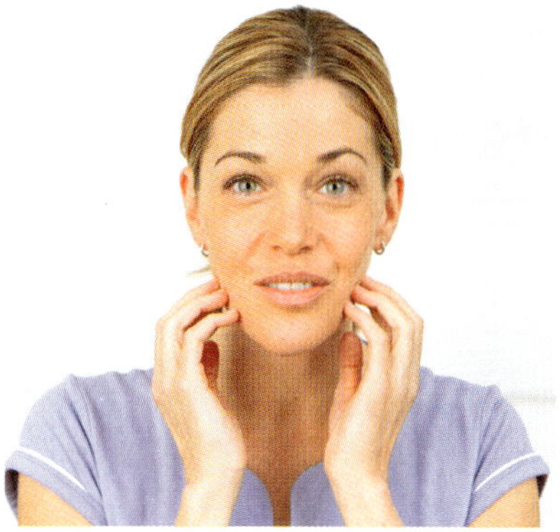

4. Unterkiefer entspannen

Bei dieser Übung kann ein Spiegel anfangs hilfreich sein. Legen Sie die vier Finger (ohne den Daumen) beider Hände flach auf die Wangen, sodass die Mittelfinger etwa an den Jochbeinen liegen und die kleinen Finger an den Mundwinkeln. Schieben Sie nun den Unterkiefer abwechselnd mit den Fingern nach rechts und links. Die Kiefermuskeln sollen dabei nicht arbeiten, sondern passiv und ganz entspannt bleiben. Schließen Sie nach einer Weile die Augen und konzentrieren Sie sich ganz auf die Kieferbewegung. Dann die Hände ablegen und gelöst nachspüren.

Variation. Diese Übung können Sie auch als Dehnungsübung gestalten. Legen Sie dazu die Finger wieder wie oben flach an die Wangenseiten. Schieben Sie den Unterkiefer gegen den leichten Widerstand der Finger nach rechts. Dabei werden die linken Unterkiefermuskeln gedehnt. Dann den Unterkiefer gegen die Finger auf der linken Seite schieben und die Dehnung in der rechten Wangenseite und im Kiefergelenk wahrnehmen. Jede Seite 4-mal wiederholen. Danach die Hände locker auf den Oberschenkeln ablegen und nachspüren. Auch die Schultern entspannen.

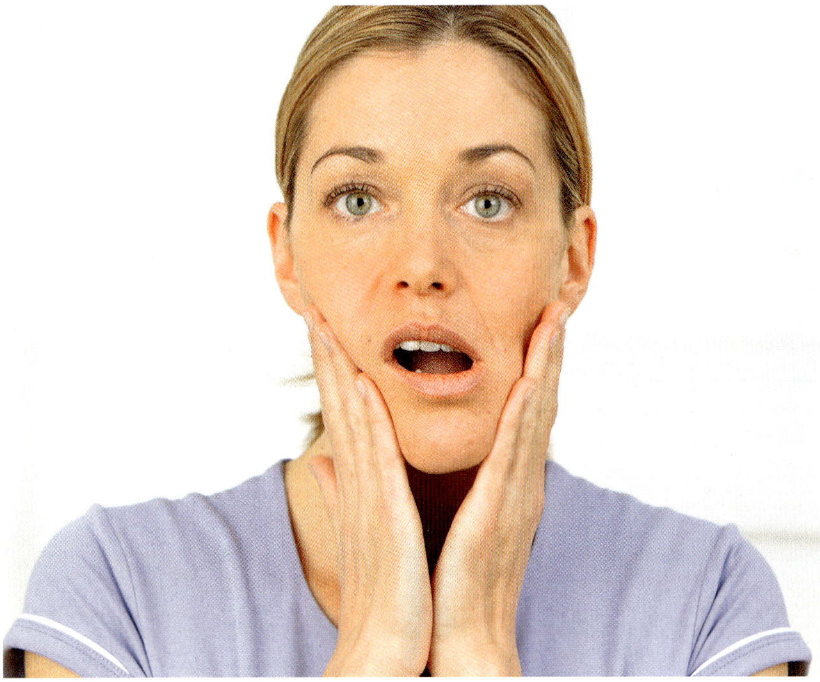

5. Achter-Kreise im Kiefergelenk

Auch bei dieser Übung hilft zunächst ein kleiner Spiegel. Konzentrieren Sie sich nur auf den Unterkiefer. Beschreiben Sie dann kleine Achter-Bewegungen, indem Sie den Unterkiefer über unten nach rechts, nach oben und zurück in die Mitte und dann über unten nach links, nach oben und zurück bewegen. Wiederholen Sie die Übung 6- bis 8-mal. Danach entspannen und nachspüren. Auf diese Weise arbeiten die Kiefer übrigens unwillkürlich, wenn wir mit den Zähnen die Speisen zermahlen.

Lassen Sie so bald wie möglich den Spiegel beiseite und üben Sie entspannt mit geschlossenen Augen. So können Sie sich ganz auf die Bewegung konzentrieren und üben nicht zu angespannt.

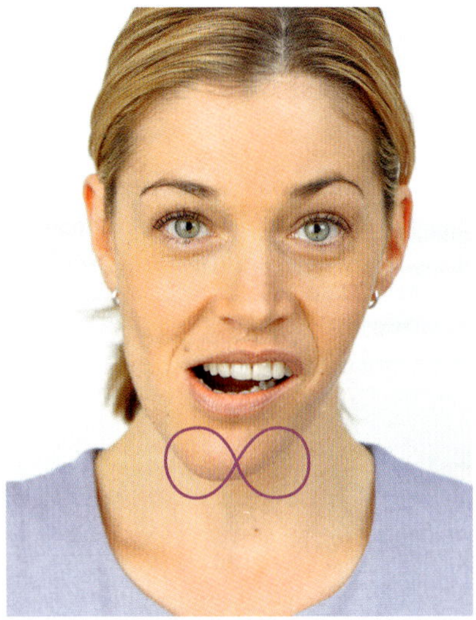

Übungsprogramm 8

Dieses Übungsprogramm bezieht auch tiefere Wirbelsäulenabschnitte mit ein. Auch hier sitzen häufig Verspannungen, die es zu lösen gilt, damit die Lockerungsübungen für Kopf- und Kiefergelenke und den Nacken ihre Wirkung voll entfalten können.

Die erste Übung – das herzhafte Gähnen – können Sie immer und überall machen. Das tiefe Ein- und Ausatmen versorgt Ihr Gehirn und den gesamten Körper mit Sauerstoff. Gleichzeitig wird der Kiefer gelockert. Bei blockierten Kopfgelenken und Bewegungsproblemen mit der Halswirbelsäule sind die Übungen 2 und 3 vorzüglich.

1. Herzhaft gähnen

Gähnen ist eine gute Atemübung, weil sie den Atem vertieft und zu einem längeren Ausatmen anregt. Zudem werden dabei die Unterkiefermuskeln und die Kiefergelenke gedehnt und entspannt. Das versorgt unser Gehirn mit Sauerstoff und macht munter. Diese Übung können Sie im Sitzen ausführen, sie ist im Stehen aber noch effektiver.

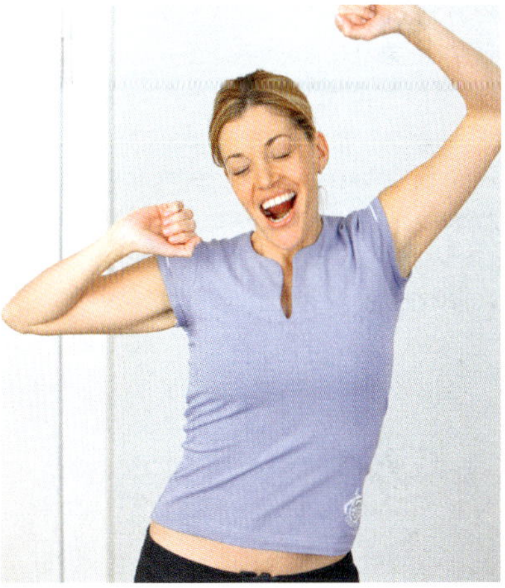

Strecken Sie beide Arme nach oben in Richtung Decke und recken und strecken Sie sich. Stellen Sie sich dabei vor, dass Sie eine große Orange im Ganzen verschlingen wollten und öffnen Sie den Mund weit. Vorsicht: Das sollte angenehm sein und darf nicht weh tun. Wenn Sie beim Gähnen den Kiefer leicht ausrenken, lassen Sie diese Übung aus und machen stattdessen Übung 1 aus dem 4. Übungsprogramm. Meist stellt sich jetzt ein Gähnreiz ein. Atmen Sie beim Gähnen ausgiebig ein und lassen Sie beim anschließenden tiefen Ausatmen den Kiefer und natürlich auch die Arme und Schultern ganz entspannt sein.
2- bis 4-mal.

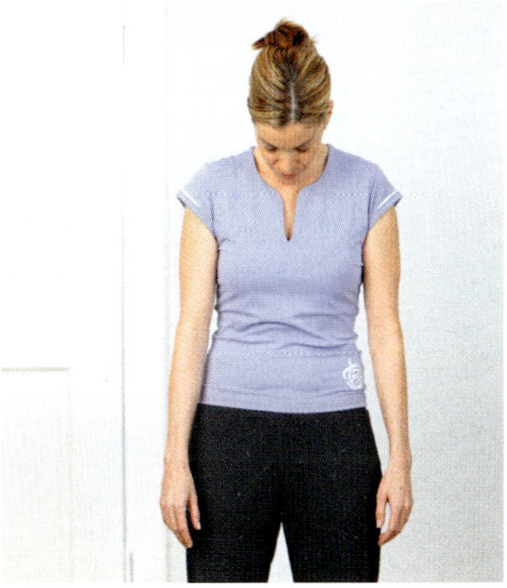

2. Kopfgelenke lösen

Setzen Sie sich wieder aufrecht, aber bequem auf einen Stuhl. Achten Sie dabei besonders darauf, dass Sie den Kopf aufrecht halten, indem Sie den Scheitel leicht nach oben ziehen (nicht das Kinn!). Führen Sie jede der drei Übungen 10 bis 30 Sekunden lang aus. Danach lassen Sie sich etwas Zeit zum Nachspüren, und wiederholen die Übung dann 2- bis 4-mal.

- Stellen Sie sich zunächst vor, an Ihrer Nasenspitze sei ein Pinsel: Führen Sie mit diesem Pinsel langsame Zick-Zack-Bewegungen auf und ab zunächst nach rechts, dann nach links aus. Nehmen Sie sich für die Übung viel Zeit und drehen Sie den Kopf während der Zick-Zack-Bewegungen langsam so weit wie es geht nach rechts, dann nach links, dann wieder zur Mitte zurück. Achten Sie unbedingt darauf, dass beide Schultern während der Übung unten bleiben.
- Ziehen Sie das Kinn in Richtung Brustbein (die Brustwirbelsäule bleibt aufgerichtet!), sodass die Nackenmuskeln sich hinten dehnen. Der Kopf bleibt in dieser Haltung, während Sie dann ganz kleine Nickbewegungen machen. Die Schultern und der Kiefer bleiben unbedingt entspannt.
- Ziehen Sie das Kinn wieder in Richtung Brustbein und schaukeln Sie es dann langsam am Brustbein entlang nach rechts und links, hin und her.

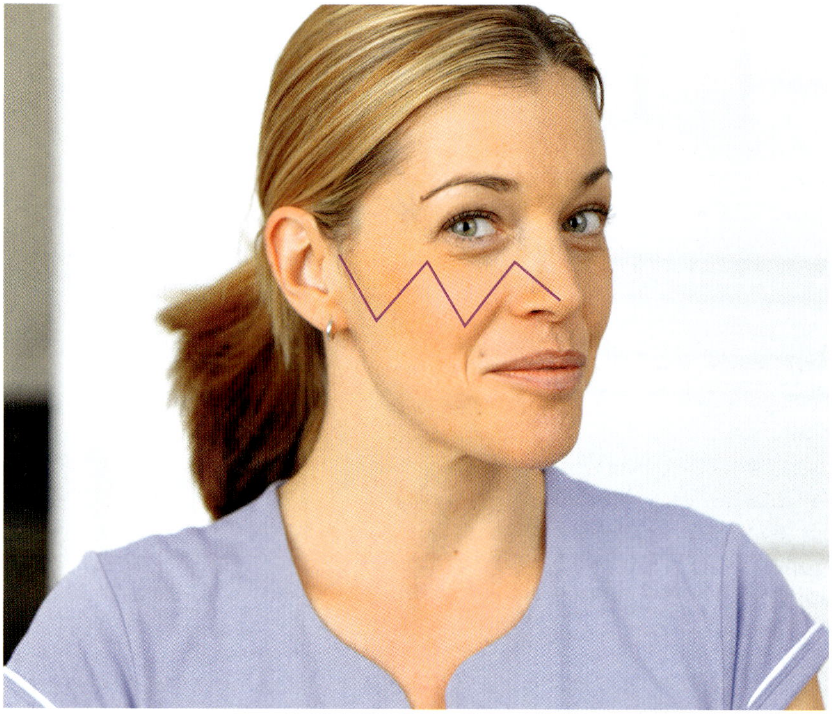

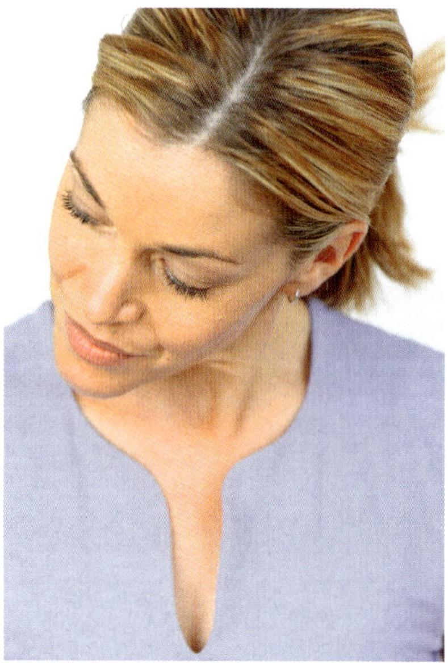

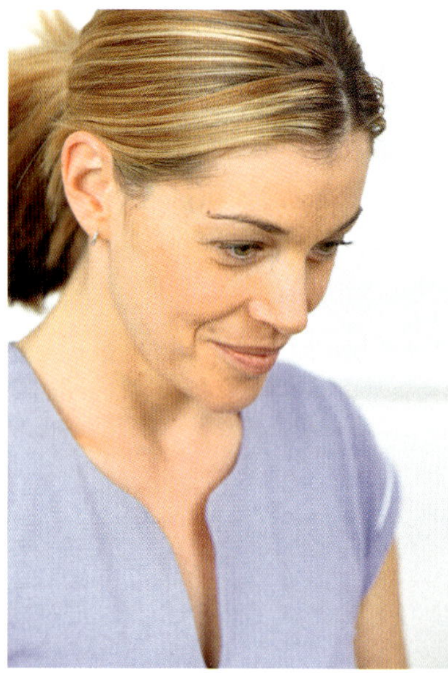

3. Brust- und Halswirbelsäule lockern

Setzen Sie sich aufrecht auf das vordere Drittel eines Stuhls und legen Sie die Hände überkreuz auf die Schultern, das heißt, die rechte Hand liegt auf der linken Schulter und umgekehrt. Dann drehen Sie den Oberkörper langsam nach rechts, so weit, wie es möglich ist, der Kopf dreht mit. Bleiben Sie 10 bis 20 Sekunden in der Dehnhaltung und lassen Sie den Atem gelöst fließen. Dann zurückdrehen, die Hände entspannt auf den Oberschenkeln ablegen und nachspüren. Dehnen Sie auf diese Weise die rechte und linke Seite im Wechsel, jede Seite 4-mal.

Ziehen Sie die Schultern nicht hoch, sondern senken Sie sie entspannt ab und lassen Sie den Kiefer ganz locker.

Variation. Während sie den Oberkörper nach rechts drehen, drehen Sie den Kopf nach links und umgekehrt.

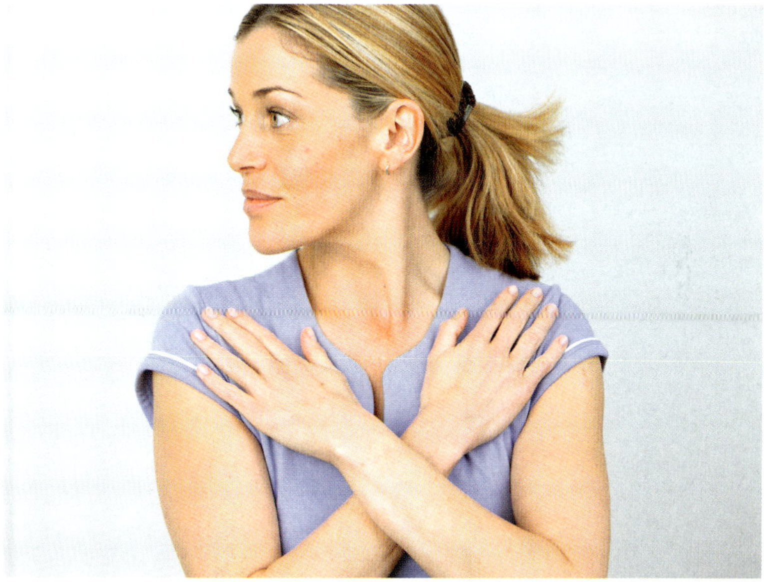

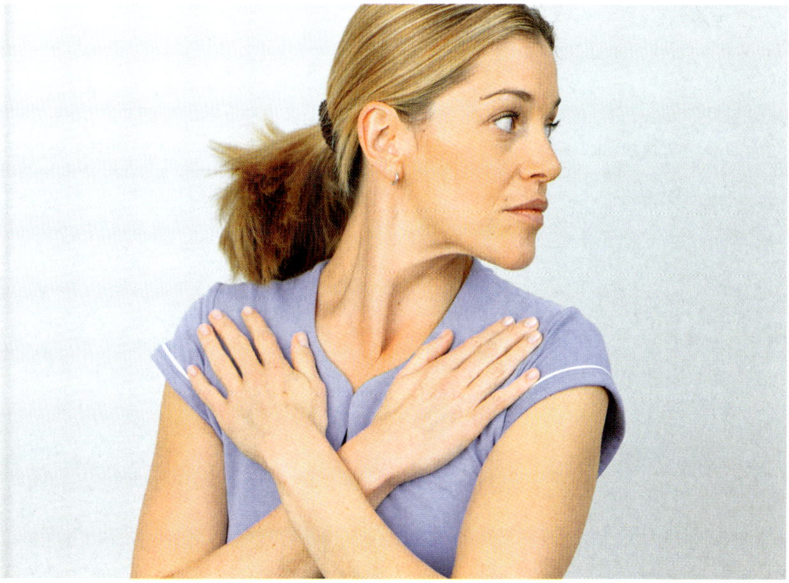

4. Wirbelsäule und Kiefer lösen

Setzen Sie sich aufrecht auf das vordere Drittel eines Stuhls und legen Sie die Hände wieder überkreuz auf die Schultern. Beginnen Sie nun sanft den Rumpf nach rechts und links zu schaukeln wie ein Pendel, sodass einmal die rechte und einmal die linke Rumpfseite sich mehr ausdehnt. Der Oberkörper bleibt dabei nach vorne gerichtet, der Kopf neigt sich mit dem Oberkörper zur Seite. Das Becken ist bei dieser sanften Bewegung dabei und auch der Kiefer wird in diese sanfte Schaukelbewegung mit einbezogen. Lassen Sie den Kiefer ganz entspannt sein. Danach nachspüren. 2- bis 4-mal.

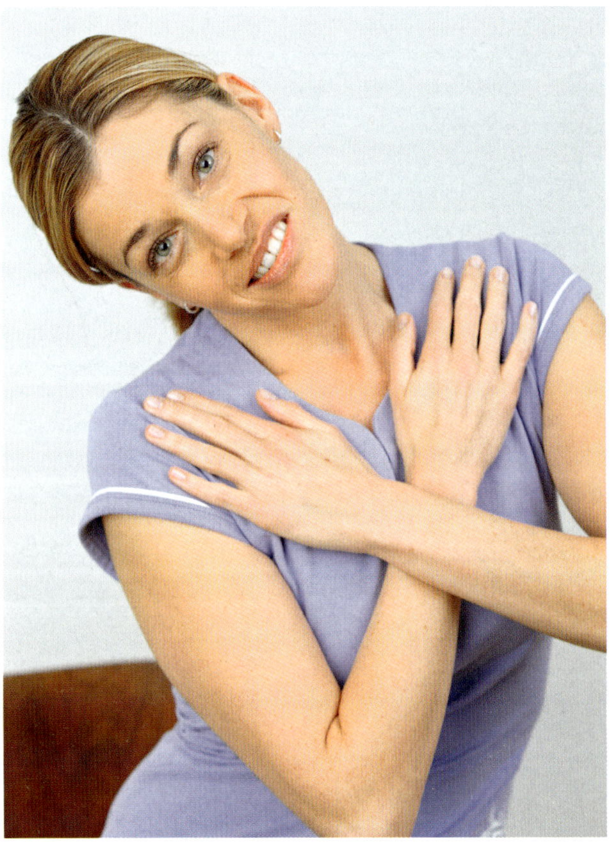

5. Kaumuskeln dehnen

Setzen Sie sich aufrecht hin. Atmen Sie 2- bis 3-mal gelöst ein und aus und legen Sie dann eine Faust unter das Kinn. Öffnen Sie nun den Unterkiefer langsam gegen den Widerstand der Faust so weit wie möglich. Halten Sie die Dehnung 10 bis 20 Sekunden und schließen Sie dann den Mund wieder langsam. Legen Sie die Hand ab und spüren Sie in den entspannten Kiefer hinein. Wiederholen Sie die Übung 4-mal, wobei Sie jedes Mal die Faust wechseln. Auch bei dieser Übung darauf achten, dass die Schultern ganz entspannt unten bleiben.

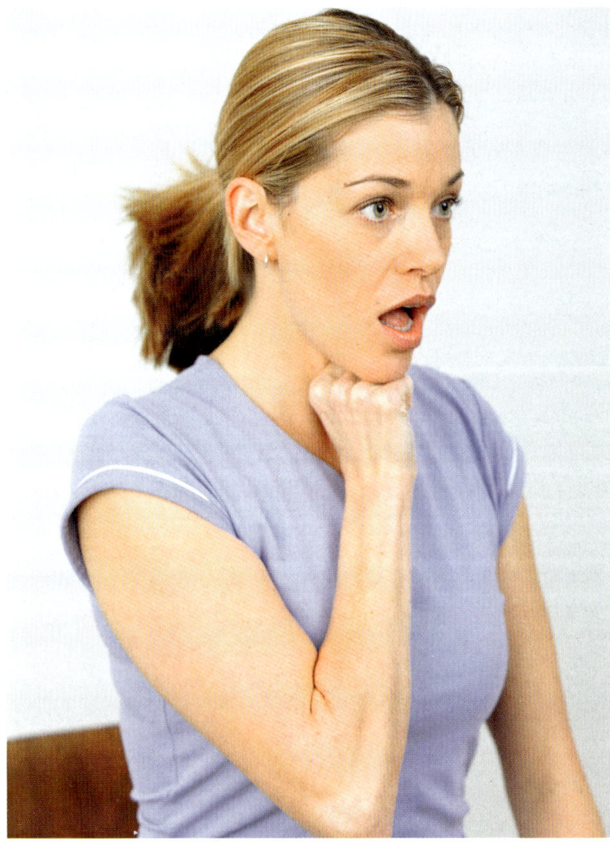

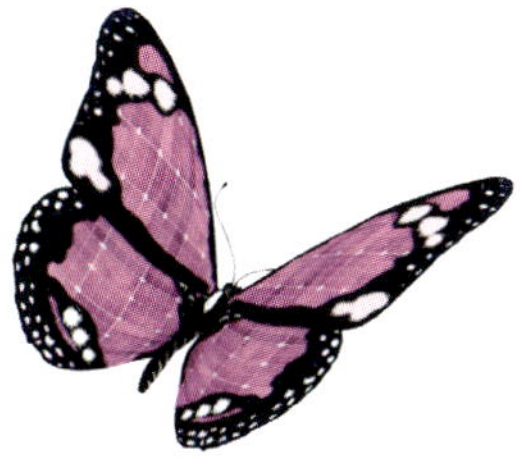

Übungsprogramm 9

Mit den folgenden Übungen kommen Ihre Muskeln in den Genuss einer besonders sanften Massage. Das regt die Durchblutung an und entspannt. Dazu brauchen Sie einen Noppenball. Für das Gesicht einen kleinen Noppenball (6 bis 8 cm) und für Kopf und Nacken einen etwas größeren (8 bis 10 cm). Achten Sie darauf, dass er nicht zu hart ist. Alle Übungen können Sie im Sitzen wie im Stehen ausführen.

1. Nackenmuskeln entspannen

Legen Sie den größeren Noppenball auf den Hinterkopf und rollen Sie ihn über den Scheitel vor bis zur Stirn, dann wieder zurück zum Nacken, vor und zurück, vor und zurück. Dann rollen Sie den Ball seitlich um das rechte Ohr und auch um das linke Ohr herum.

Beugen Sie dann den Kopf ein wenig nach vorne und legen Sie den größeren Noppenball in die Kuhle in der Mitte des Hinterkopfs, wo die Halswirbelsäule in den Kopf übergeht. Legen Sie beide Hände über den Noppenball und kreisen Sie auf der Stelle. 10 bis 30 Sekunden, danach nachspüren.

Legen Sie den Noppenball erneut wie oben in die Mitte des Hinterkopfs und rollen dann in diesem Bereich den kleinen Ball nach rechts und links hin und her. Nicht weit, etwa 5 bis 10 cm.

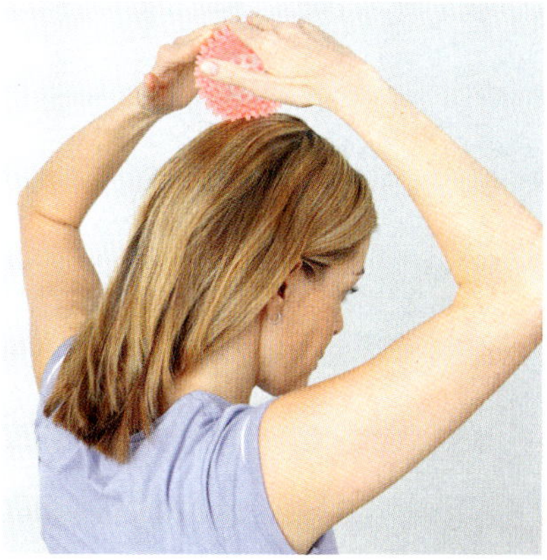

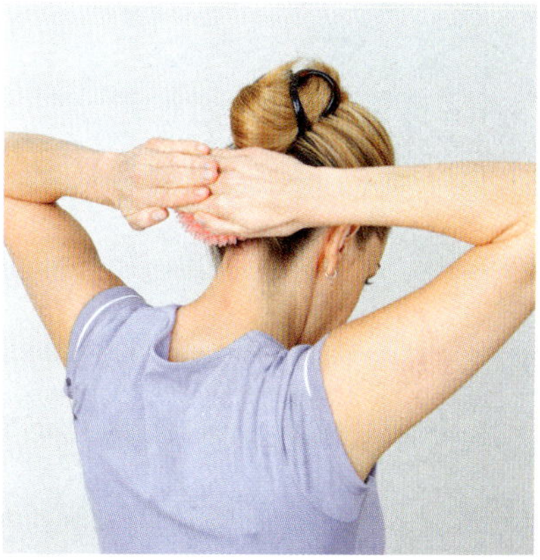

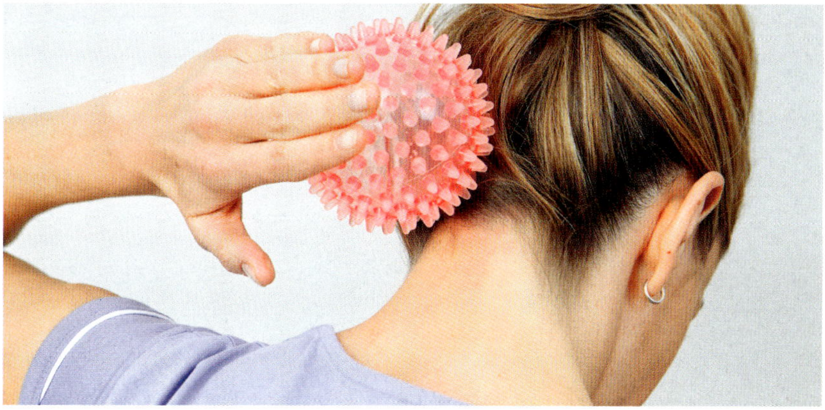

2. Schultermuskeln lösen

Legen Sie den großen Noppenball mit der rechten Hand auf die linke Schulter und rollen Sie dann den Ball mit etwas Druck über die Schulter nach hinten und nach vorne. Wenn Sie einen Punkt spüren, an dem die Muskeln besonders hart sind, kreisen Sie dort eine Weile auf der Stelle. Nachspüren. Bearbeiten Sie auf diese Weise beide Schultern im Wechsel.

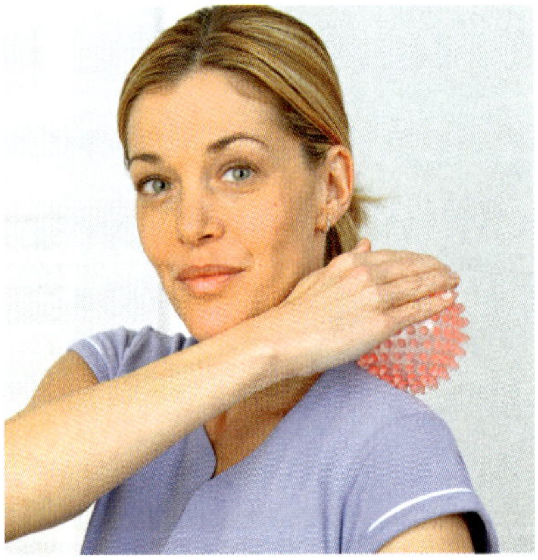

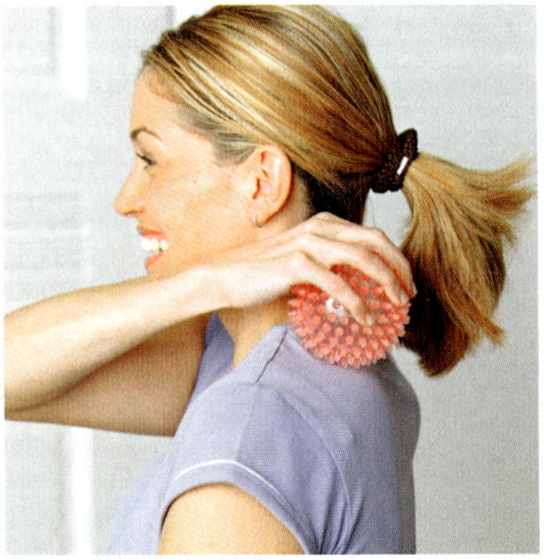

3. Schläfenmuskeln massieren

Nehmen Sie jetzt den kleinen Noppenball und legen Sie ihn mit der rechten Hand an die rechte Schläfe. Die Finger liegen flach auf dem Ball. Kreisen Sie ihn nun über dem Schläfenmuskel, zuerst in kleinen Kreisen, dann werden die Kreise immer größer. Massieren Sie die Schläfe etwa 20 bis 30 Sekunden, dann spüren Sie der Übung nach. Jede Seite im Wechsel 2- bis 4-mal.

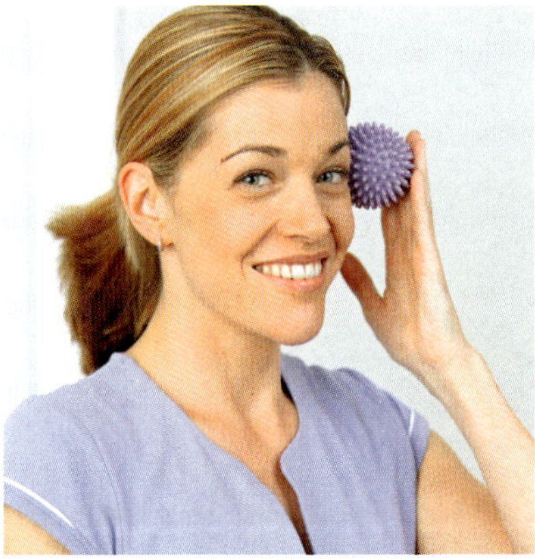

4. Wangen- und Kiefermuskulatur massieren

Rollen Sie den kleinen Noppenball mit der rechten Hand schräg über die rechte Wangenseite: vom rechten Mundwinkel in Richtung rechtes Ohr und zurück. 20 bis 30 Sekunden, dann nachspüren. Jetzt ist die andere Seite dran. Massieren Sie beide Seiten im Wechsel 2- bis 4-mal.

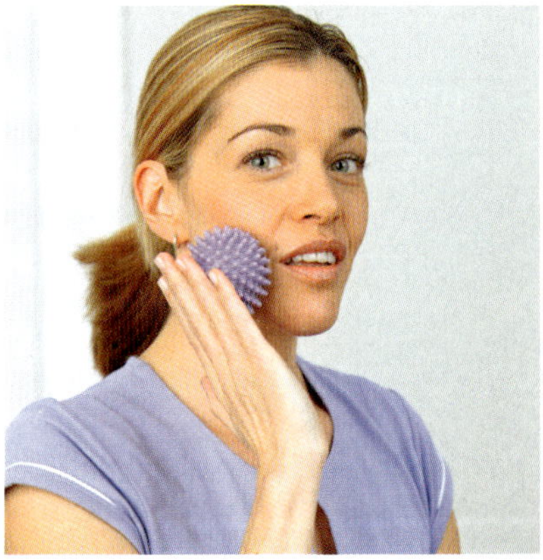

5. Unterkiefermuskulatur massieren

Legen Sie den kleinen Noppenball mit der rechten Handfläche unter das Kinn und massieren Sie die Unterseite des Kinns, indem Sie den Ball leicht hin und her rollen. Heben Sie für diese Übung das Kinn nur ein klein wenig an, gerade so viel wie nötig. Nach etwa 20 Sekunden die Hand wechseln. Danach nachspüren.

Das große Wohlfühlprogramm von Kopf bis Fuß

Sicher haben Sie ab und zu etwas mehr Zeit, um sich mal so richtig ausgiebig etwas Gutes zu tun. Dann ist dieses längere Programm genau das Richtige. Es ist besonders wirkungsvoll, denn vor allem am Anfang müssen die Muskeln oft erst wieder lernen, Anspannung loszulassen. Dafür brauchen sie Zeit. Wenn Sie Ihrem Körper immer wieder einmal diese besondere Aufmerksamkeit widmen, dann werden Sie merken, dass es Ihnen immer leichter fällt, loszulassen und zu entspannen.

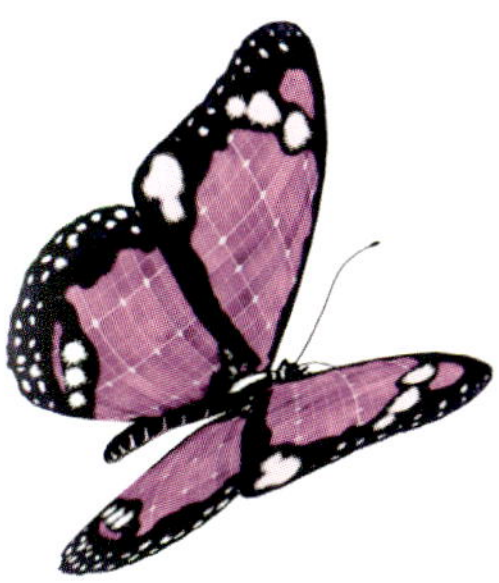

Die Kiefer- und Nackenmuskeln reagieren auf jeden Entspannungsimpuls. Gönnen Sie sich immer wieder einmal dieses Wohlfühlprogramm und integrieren Sie die kürzeren Programme in Ihren Alltag. So werden Sie nach und nach zum „Entspannungsprofi" und gelangen immer müheloser in einen gelösten, lockeren Zustand.

Das Programm beginnt mit einer allgemeinen Lockerung und einer sehr wirksamen Übung für einen tiefen, gelösten Atem. Für die Massage in den Übungen 3 und 4 ist ein Massageöl sehr zu empfehlen. Als Basisöl eignet sich ein kaltgepresstes Pflanzenöl wie Mandel-, Jojoba- oder einfach Sonnenblumenöl. Diesem Basisöl können Sie, wenn Sie mögen, ein paar Tropfen ätherisches Öl beimischen. Bei Verspannungen ist Johanniskrautöl besonders zu empfehlen, auch Lavendel- oder Rosenöl tun gut. Die Übungen wirken aber auch ohne Öl wunderbar entspannend. Für die Übungen 7, 8 und 9 brauchen Sie zwei Tennisbälle, die Sie in eine Socke stecken, und eine Matte oder Decke.

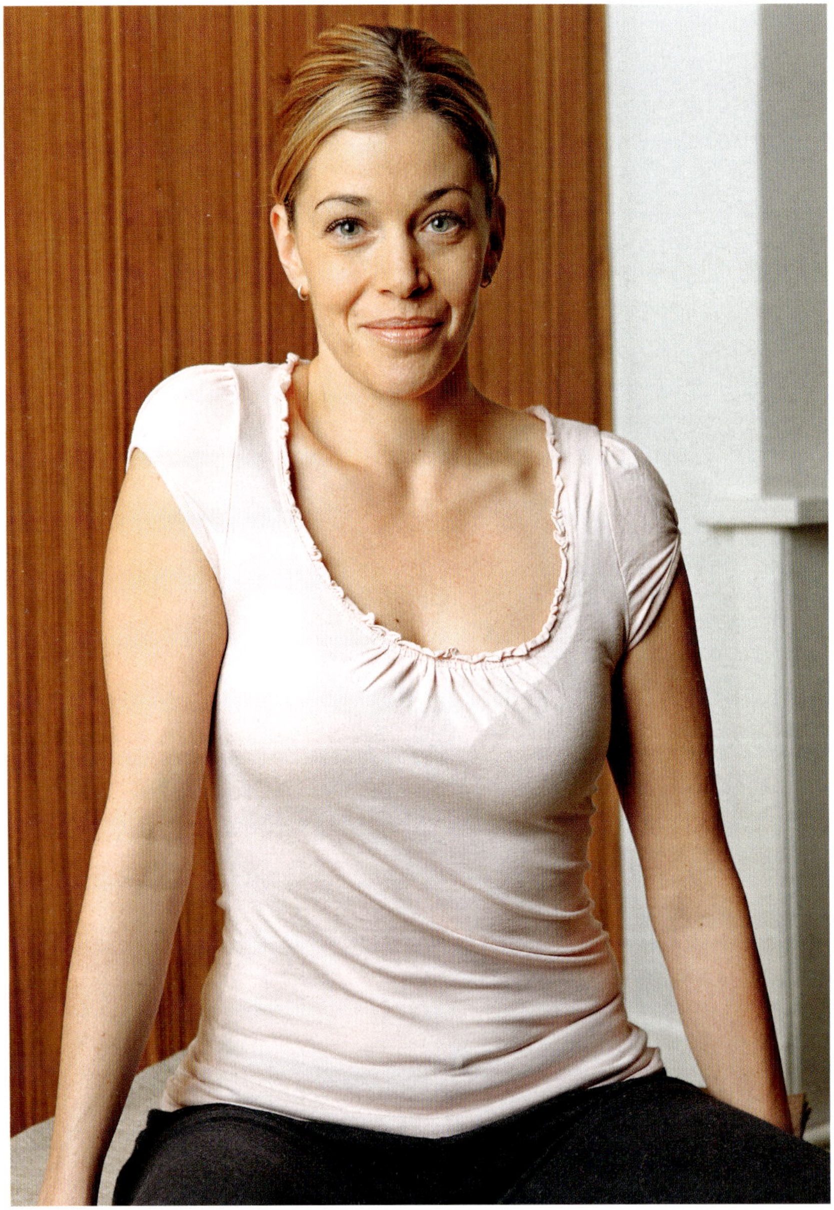

1. Bäumchen schüttle dich

Bei dieser Übung wird alles ausgeschüttelt. Das können Sie im Stehen oder Sitzen machen: Zuerst schütteln Sie die rechte, danach die linke Hand, dann den rechten, anschließend den linken Fuß. Dann lassen Sie beide Arme schwer nach unten hängen und ziehen zuerst die rechte Schulter einige Male locker hoch und lassen sie wieder fallen, dann die linke Schulter. Danach beide Schultern gleichzeitig. Zum Schluss ist der Kopf an der Reihe: Den Kopf leicht vorbeugen und locker ein wenig hin und her schütteln.

2. Tief atmen

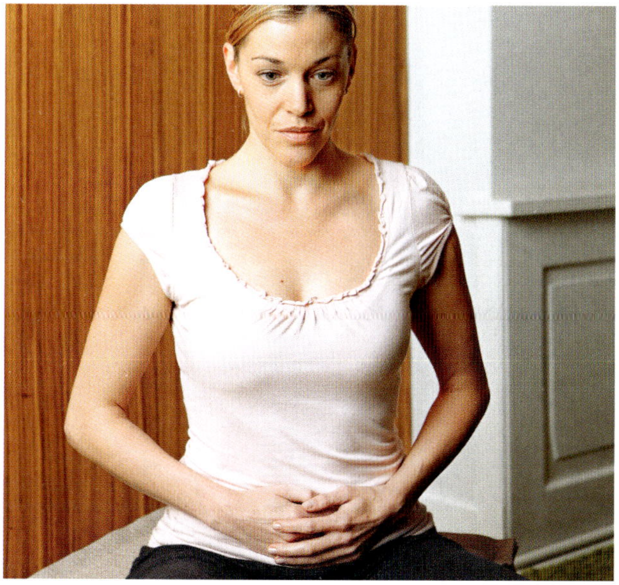

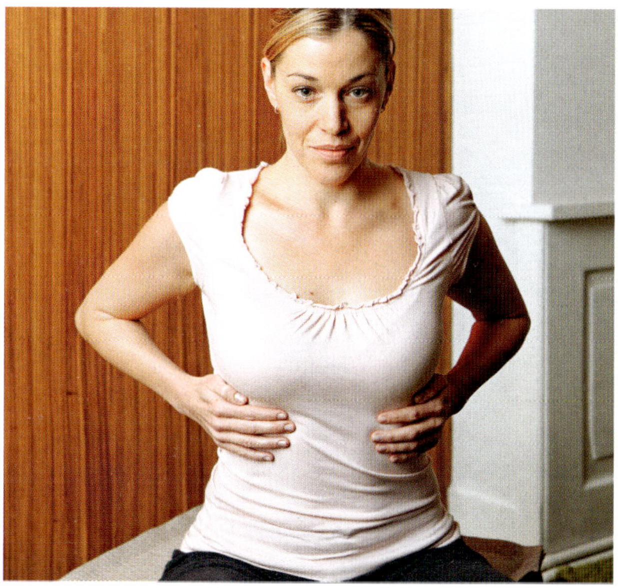

„Loslassen" heißt das Zauberwort: Psychische und muskuläre Anspannungen loszulassen, das lernt der Mensch am besten, indem er übt, den Atem tief und gelöst fließen zu lassen. Wenn Sie bei einer Übung Spannung loslassen wollen, atmen Sie am besten immer durch die Lippen aus. Stellen Sie sich dabei vor, jeglichen Druck, allen Schmerz, die Anspannung und alles Belastende mit dem Ausatemstrom abzugeben.

Setzen Sie sich aufrecht auf einen Stuhl oder nehmen Sie auf einem Lehn- oder Liegestuhl Platz und legen Sie Rücken und Kopf an. Wenn Sie wollen, können Sie bei den folgenden Atemübungen die Augen schließen, damit Sie sich leichter konzentrieren können. Oder Sie schauen einfach auf einen Punkt am Boden.

Bauchatmung. Legen Sie beide Hände auf den Bauch und atmen Sie zu Ihren Händen hin ein. Erspüren Sie, wie der Bauch sich weitet. Dann durch die leicht geöffneten Lippen die Luft langsam und gelöst abfließen lassen und spüren, wie der Bauch zurückschwingt. Sie können mit den Händen auch leichten Druck geben. Konzentrieren Sie sich 1 bis 3 Minuten lang nur auf Ihren Atem und die Bewegung der Bauchwand. Lassen Sie dabei alle Gesichtsmuskeln ganz bewusst gelöst und entspannt sein. Auch die Schultern dabei nicht hochziehen. Anschließend die Hände auf die Oberschenkel legen und der Übung nachspüren.

Flankenatmung. Legen Sie beide Hände an die Körperseiten. Lassen Sie den Atem kommen und gehen, kommen und gehen und beobachten Sie die Atembewegung an Ihren Körperseiten. Spüren Sie den Atem unter Ihren Händen und nehmen Sie wahr, wie die Rippen sich beim Einatmen weiten und beim Ausatmen zurückschwingen. Atmen Sie in Richtung der Körperseiten ein. Sie können beim Ausatmen mit den Händen wieder etwas Druck geben und dadurch die Ausatmung unterstützen. Nach einiger Zeit die Hände locker auf die Oberschenkel legen und der Übung nachspüren.

3. Nacken massieren

Die folgende Massage wirkt nicht nur auf die Muskeln, sondern auch auf die Psyche wohltuend. Setzen Sie sich auf einen Stuhl und beugen Sie den Kopf leicht vor. Verreiben Sie, wenn Sie mögen, etwas Öl zwischen Ihren Fingern und streichen Sie dann mit den Fingerkuppen vom Haaransatz aus rechts und links neben der Halswirbelsäule nach unten bis zu den Schultern, 4- bis 6-mal in einer langsamen, fließenden Bewegung. Danach die Hände auf die Oberschenkel legen und nachspüren.

Streichen Sie dann mit den Fingerkuppen beider Hände von der Halswirbelsäule nach außen. Beginnen Sie wieder oben am Haaransatz und wandern Sie langsam tiefer, bis Sie im Schulterbereich angekommen sind. Danach die Hände auf die Oberschenkel legen und nachspüren.

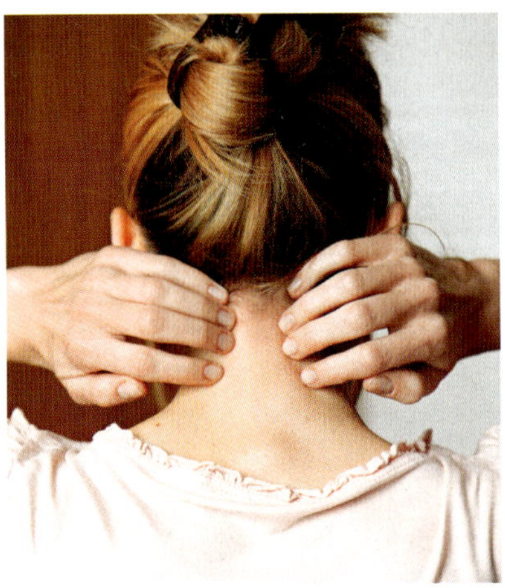

4. Stirn, Schläfen und Kiefer massieren

Auch bei dieser Übung können Sie gerne ein Öl benutzen, es geht aber auch ohne. Streichen Sie zuerst Ihre Stirn quer von der Stirnmitte nach außen aus. Beginnen Sie immer wieder in der Mitte und streichen Sie mit den Fingern beider Hände nach außen. 6- bis 8-mal wiederholen.

Danach legen Sie beide Mittel- und Zeigefinger an den Unterkiefer und streichen langsam nach oben, während Sie den Mund öffnen. Wenn Sie mit am Jochbein angekommen sind, den Mund wieder sanft schließen und weiter nach oben bis zu den Schläfen streichen. 6- bis 8-mal wiederholen. Danach die Hände auf die Oberschenkel legen und nachspüren.

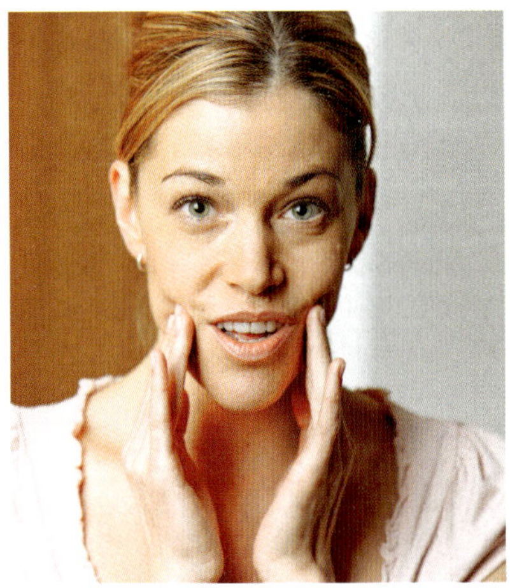

5. Kopfgelenke und Nacken lösen

Diese Übung funktioniert im Sitzen wie Stehen gleichermaßen: Beugen Sie den Kopf nach vorne, sodass das Kinn sich dem Brustbein nähert und der Nacken leicht gedehnt wird. Schütteln Sie dann in kleinen Bewegungen den Kopf, als würden Sie „nein, nein, nein“ sagen. Währenddessen heben Sie den Kopf langsam, Stück für Stück, an, bis er aufgerichtet ist und die Augen geradeaus schauen. Danach entspannt sitzen bleiben und nachspüren.

Dann legen Sie beide Mittelfinger in die Kuhlen der Kiefergelenke und geben etwas Druck. In dieser Stellung führen Sie nun die Übung noch einmal aus. Danach nachspüren und das Kiefergelenk ganz entspannt sein lassen.

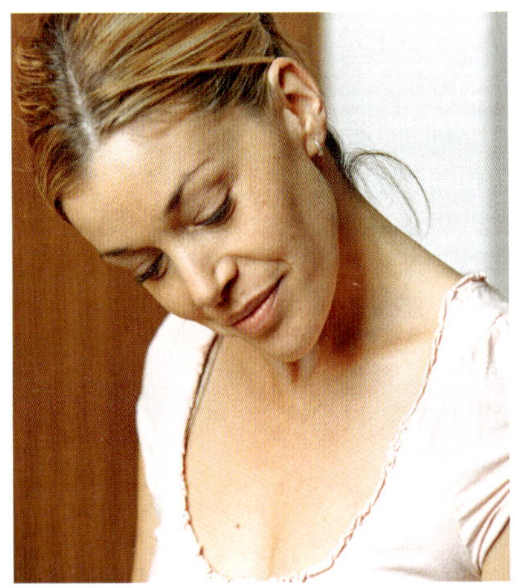

6. Akupressur für den Kaumuskel

Legen Sie die Handballen beider Hände auf beide Kaumuskeln. Beginnen Sie zunächst unten am Unterkiefer. Die Finger zeigen dabei nach hinten. Öffnen Sie leicht den Mund und drücken Sie mit den Handwurzelknochen, und zwar vor allem mit denen der Außenseite, in Richtung Ohr. 2- bis 4-mal wiederholen. Dann legen Sie die Handballen etwas höher an und wiederholen die Bewegung. Wandern Sie so lange nach oben, bis Sie am Jochbein angekommen sind. Dann beginnen Sie von vorn, drücken aber nicht, sondern kreisen mit den Handballen auf der Stelle.

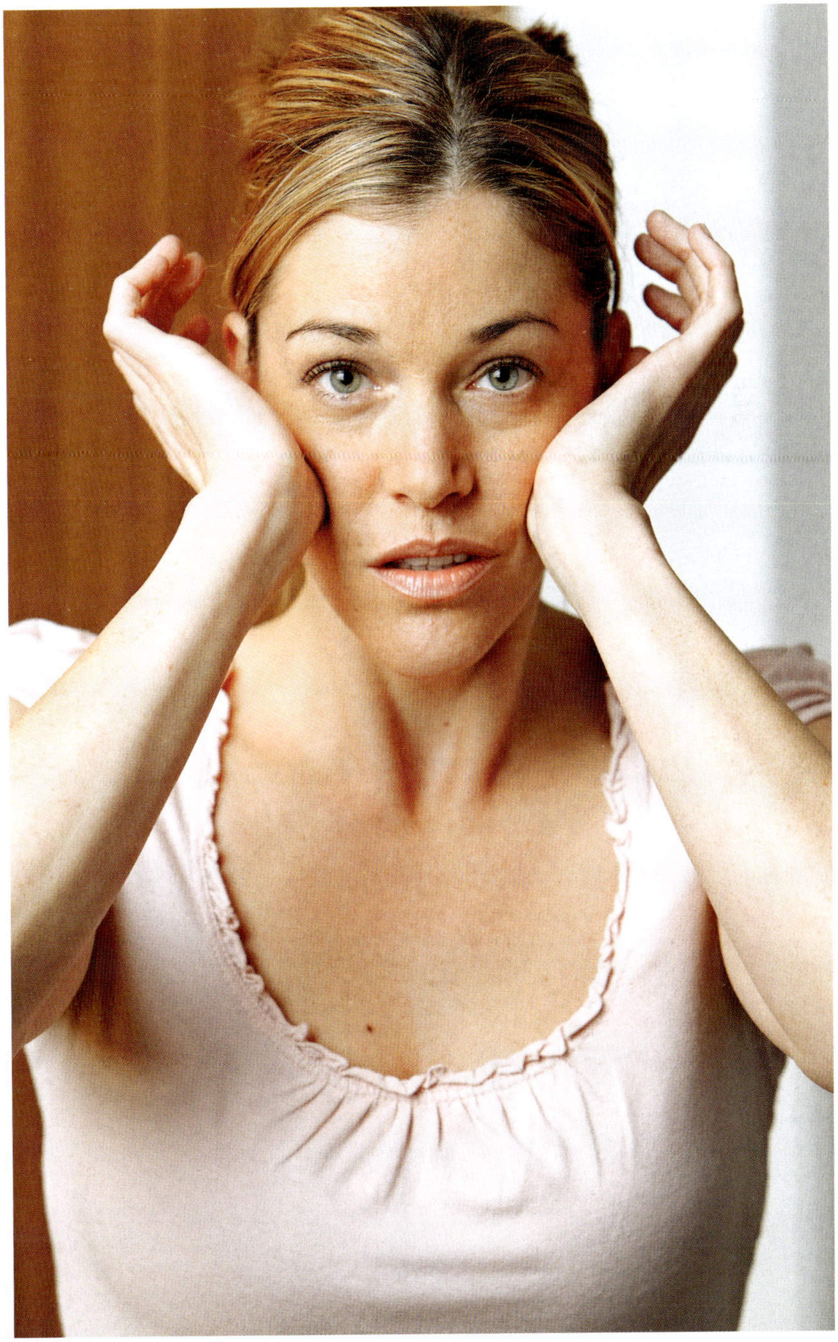

7. Nacken entspannen

Jetzt kommen die zwei Tennisbälle ins Spiel. Stecken Sie sie in eine Socke und achten Sie darauf, dass die Bälle dicht nebeneinander liegen. Legen Sie sich dann auf eine Matte oder Decke auf den Boden, stellen Sie die Beine auf und legen Sie die Tennisbälle unter den Kopf in Höhe des Hinterhauptbeins. Sie finden die richtige Stelle, wenn Sie mit einer Hand an der Halswirbelsäule nach oben streichen, bis Sie den knöchernen Hinterkopf erreichen (Hinterhauptbein). Hier sollten die Tennisbälle rechts und links liegen. Ungefähr auf dieser Höhe liegt auch das Kiefergelenk. Genau in diesem Bereich gibt es fast immer viele Verspannungen.

Bleiben Sie nun mit dem Kopf auf den Tennisbällen liegen und lassen Sie den Kopf einfach nur schwer sein. Stellen Sie sich vor, wie Sie alle Anspannung durch die Tennisbälle an den Boden abgeben. Lassen Sie dabei den Atem ganz gelöst fließen. Durch den Druck der Tennisbälle lösen sich die Muskelverspannungen.

Nach 30 bis 60 Sekunden die Tennisbälle wegziehen und der Übung nachspüren. Sicher merken Sie schon, wie es in diesem Bereich jetzt warm wird und Anspannungen sich lösen. Wiederholen Sie die Übung 2- bis 4-mal. Wenn Sie zu Kopfschmerzen oder anderen Kopfproblemen neigen, machen Sie die Übung zunächst nur einmal und nur kurz.

Variation. Legen Sie jetzt den Kopf bequem auf ein Kissen. Die beiden Tennisbälle platzieren Sie in den Kreuzbereich. Legen Sie das Becken schwer auf den Bällen ab und stellen Sie sich wieder vor, wie alle Spannung abfließt. Lassen Sie auch den Kiefer ganz locker sein, der Atem fließt ruhig und gelöst. Nach 30 bis 60 Sekunden die Tennisbälle vorziehen und entspannt nachspüren. Dann bewegen Sie das Becken auf den Tennisbällen vor und zurück. Lassen Sie es auch einmal langsam kreisen. 30 bis 60 Sekunden, dann nachspüren.

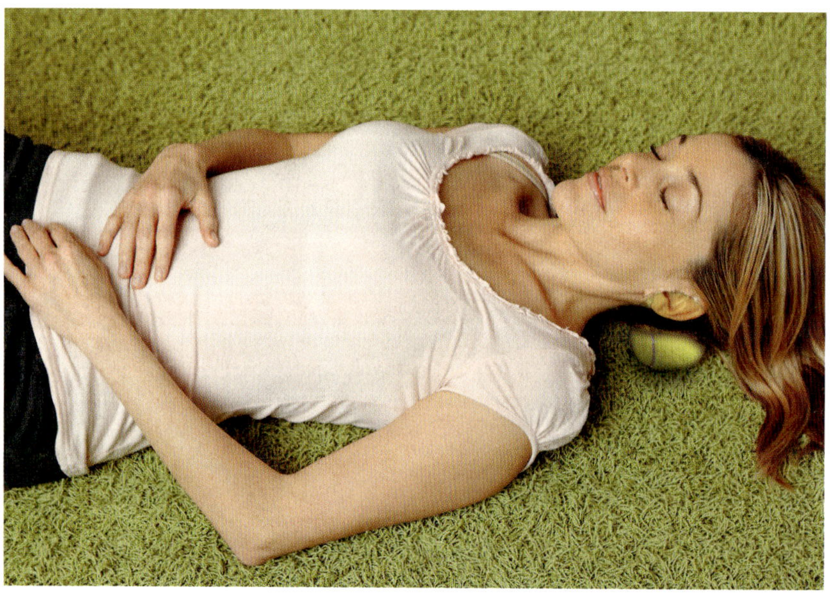

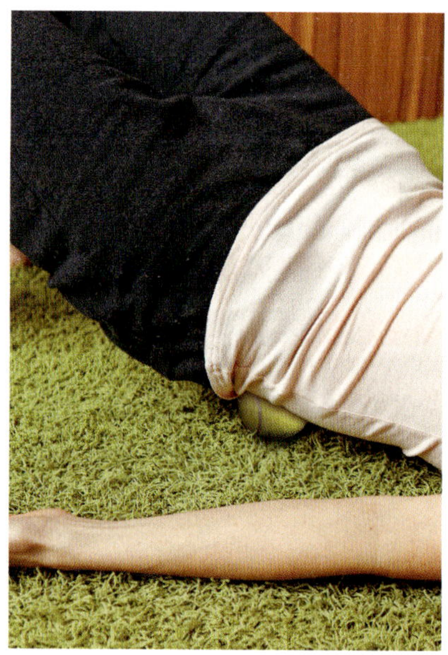

8. Entspannung für die Schläfen

Für diese Übung ist es vielleicht angenehmer, den Tennisball in einen Waschlappen zu stecken oder mit einem Tuch, z.B. mit einem Papiertaschentuch, zu bedecken. Legen Sie sich auf die rechte Seite und ziehen Sie die Knie etwas an. Legen Sie jetzt einen Tennisball unter die rechte Schläfe und lassen Sie die rechte Kopfseite auf dem Ball ruhen. 10 bis 30 Sekunden, dann den Ball vorziehen, den Kopf bequem auf einer Hand ablegen und nachspüren. 2- bis 4-mal wiederholen, danach die Seite wechseln.

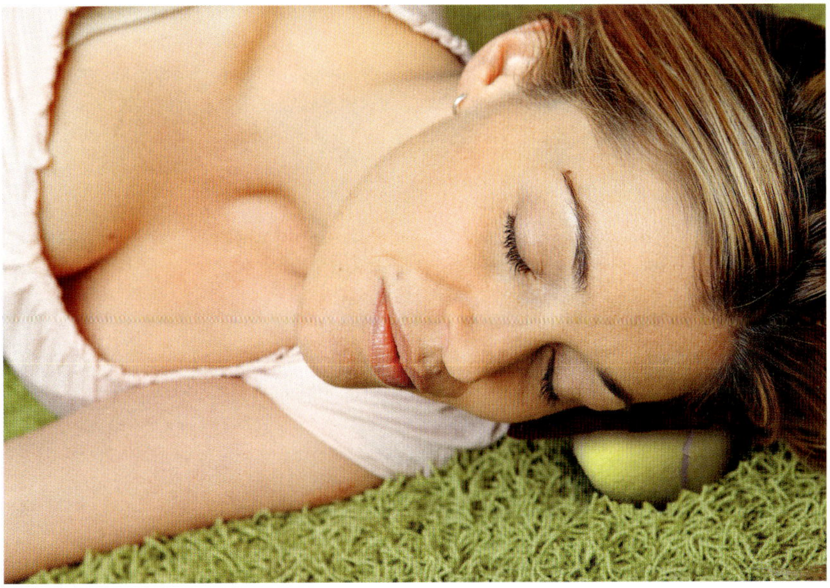

9. Kiefermuskel entspannen

Legen Sie sich wieder in die Seitenlage und ziehen Sie die Knie etwas hoch. Schieben Sie den Kopf leicht nach unten und legen Sie dann den Ball unter das rechte Kiefergelenk. Lassen Sie alle Anspannung durch den Ball in den Boden abfließen. Nach 10 bis 20 Sekunden ziehen Sie den Ball vor und spüren nach. 2- bis 4-mal wiederholen, dann die andere Seite. Falls diese Übung zu sehr schmerzt, weil die Verspannungen sehr groß sind, lassen Sie sie zunächst aus.

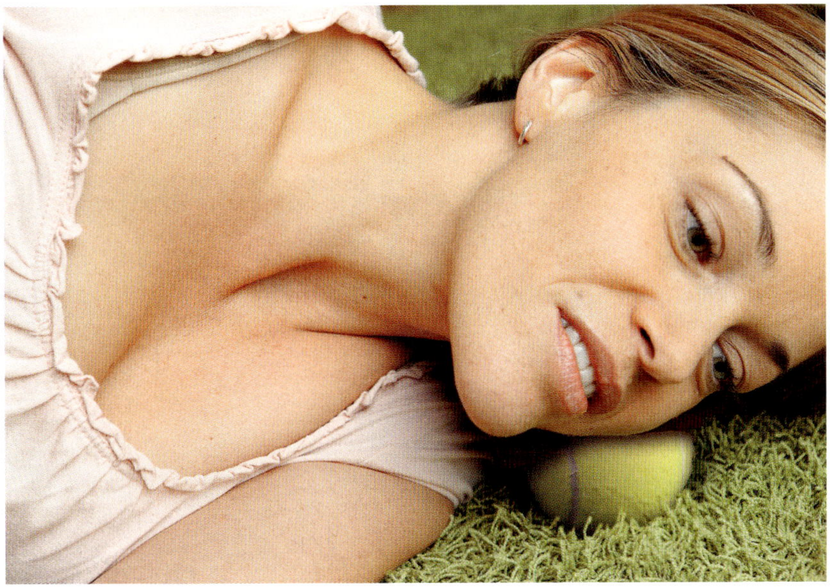

10. Tiefe Entspannung

Legen Sie sich nun entspannt auf den Rücken (auf den Boden oder aufs Sofa), schließen Sie die Augen und spüren Sie den Übungen einfach nach. Wie fühlt sich jetzt der Nacken an, wie das Kreuz und wie das Gesicht und der Kieferbereich? Erspüren Sie die Wärme, die jetzt überall entstanden ist, und die Entspannung, die sich ausbreitet im ganzen Körper, im Nacken und im Gesicht. Nehmen Sie sich für diese allgemeine Entspannung genügend Zeit und genießen Sie sie. Das Gehirn und die Muskeln können so ganz auf „Entspannung" umschalten.

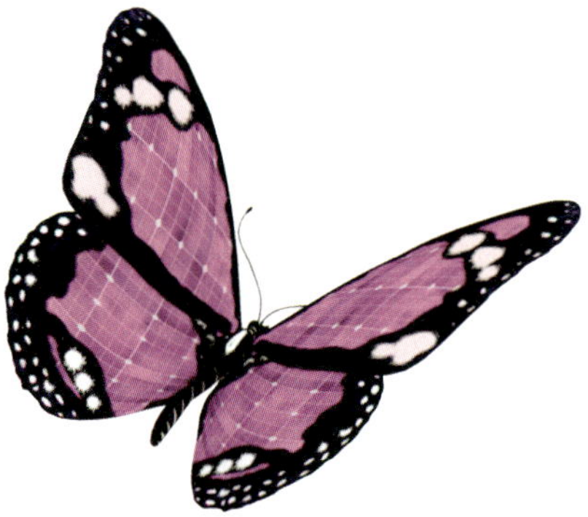

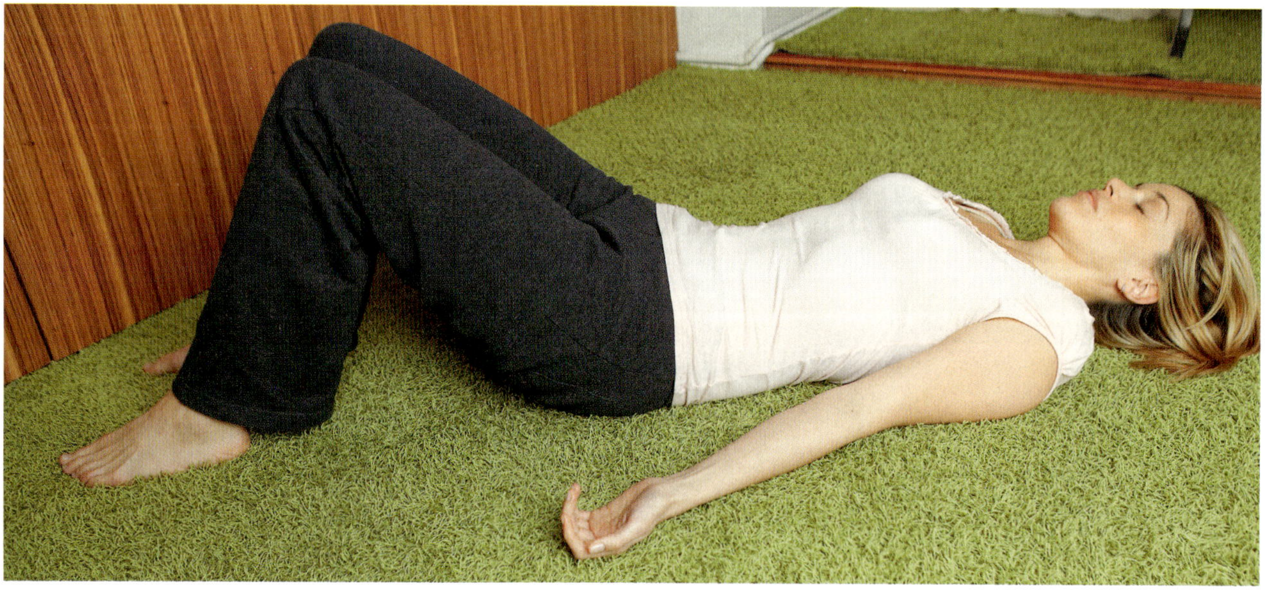

Service

Adressen

CMD-Dachverband e.V.
Dörpfeldstraße 39
40699 Erkrath
Tel. (0 21 04) 43 565
www.cmd-dachverband.de

Migräne Liga e.V.
Unter der Ruth 9
65462 Ginsheim-Gustavsburg
Tel. (0 61 44) 2113
www.migraeneliga-deutschland.de

Deutsche Arthrose-Hilfe
Postfach 110551
60040 Frankfurt am Main
Tel. (0 68 31) 94 66 77
www.arthrose.de

Deutsche Tinnitus-Liga e.V.
Am Lohsiepen 18
42369Wuppertal
Tel. (02 02) 24 65 2-0
www.tinnitus-liga.de

Deutsche Schmerzliga e.V.
Adenaueralle 18
61440 Oberursel
Tel. (0700) 375 375 375
www.schmerzliga.de

Deutsche Gesellschaft für Zahn-, Mund- und Kieferheilkunde e.V. (DGZMK)
Liesegangstr. 17 a
40211 Düsseldorf
Tel. (02 11) 61 01 98-0
www.dgzmk.de

Literatur

Höfler, Heike: Fitness-Training fürs Gesicht. Stuttgart, Trias Verlag, 4. Aufl. 2009

Höfler, Heike: Fitness-Training fürs Gesicht. Hörbuch Gesundheit. Audio-CD. Stuttgart, Trias Verlag, 2009

Biesinger, Eberhard / Greimel, Karoline V.: Hörsturz und Tinnitus schnell verstehen und sofort richtig handeln. Stuttgart, Trias Verlag, 2003

Biesinger, Eberhard: Tinnitus – Endlich Ruhe im Ohr. Stuttgart, Trias Verlag, 2007

Taubert, Konrad: Migräne ganzheitlich behandeln. Stuttgart, Trias Verlag, 2006

Lempert, Thomas: Wirksame Hilfe bei Schwindel. Stuttgart, Trias Verlag, 2. Aufl. 2003

Saradananda, Swami: Atem – Kraftquelle deines Lebens. Stuttgart, Trias Verlag, 2009

Register

Bibliografische Information der Deutschen Nationalbibliothek
Die Deutsche Nationalbibliothek verzeichnet diese Publikation in der Deutschen Nationalbibliografie; detaillierte bibliografische Daten sind im Internet über http://dnb.d-nb.de abrufbar.

Programmplanung: Sibylle Duelli
Redaktion: Frauke Bahle, Karlsruhe
Bildredaktion: Christoph Frick

Umschlaggestaltung und Innen-Layout: Cyclus · Visuelle Kommunikation, Stuttgart

Umschlagfoto: Fotomontage Getty Images/iStock
Fotos im Innenteil: Lothar Bertrams, Stuttgart

Illustrationen: Holger Vanselow, Stuttgart

Printed in Germany

Satz: Cyclus · Media Produktion, Stuttgart
gesetzt in: InDesign CS4
Druck: Offizin Andersen Nexö Leipzig GmbH, Zwenckau

Gedruckt auf chlorfrei gebleichtem Papier

ISBN 978-3-8304-3541-9

1 2 3 4 5 6

SERVICE

Liebe Leserin, lieber Leser,

hat Ihnen dieses Buch weitergeholfen? Für Anregungen, Kritik, aber auch für Lob sind wir offen. So können wir in Zukunft noch besser auf Ihre Wünsche eingehen. Schreiben Sie uns, denn Ihre Meinung zählt!

Ihr TRIAS Verlag
E-Mail Leserservice: heike.schmid@medizinverlage.de
Lektorat TRIAS Verlag, Postfach 30 05 04, 70445 Stuttgart,
Fax: 0711 89 31-748